シリーズ【看護の知】

「負けるが勝ち」の看護と人生

宮子あずさ

日本看護協会出版会

はじめに

◉この本の成り立ち

　この本は、東京女子医科大学大学院博士後期課程学位論文[1)]の一部を大幅に修正したものである。研究方法は、私自身が四苦八苦しながら探究した方法で、具体的には、フランスの実存主義哲学者Jean-Paul Sartreが見出した人間探究の方法を援用し、「その人らしい看護」を明らかにしようとした質的研究である。

　博士論文を提出し、学位を取得した2013（平成25）年3月からはすでに7年半が経過している。この間、博士論文を大幅に修正し、学術学会誌に何度か投稿してきた。昨年、度重なる不採用の後に、ようやく東京女子医科大学看護学会誌に採用され、印刷公表の義務を果たすことができた[2)]。

　質的研究者からよく聞く嘆きであるが、多くの学会誌は、規程字数が2万字以内であり、分厚い記述をするにはボリュームが足りない。私の博士論文も、本文だけで36字×40行（＝1440字/ページ）設定で約160ページ。これを規程字数に収めるのは至難の業で、ほとんど原形をとどめぬ印刷公表となってしまった。

　のっけからこのように、研究者としてはとても胸を張っては言えぬなりゆきを明らかにするのは、何より、もともとの博士論文が、何度も何度も書き直されてきた事実をお伝えするためである。

　投稿の数だけ修正があり、査読があった。最終的に採用された論文も、多くの条件をクリアしての採用（それも研究論文→資料に変更しての採用）だった。こうして、査読を受けての修正を繰り返す中で、当初の研究目的、研究方法など、論文の根幹から大きく揺らいだことを、素直に認めておきたい。

　このように紆余曲折を続けてきた私の博士論文であるが、このように叩かれ、それを理解して手直しし、様々に変形する中で、改めて、自分が明らかにしたかったこと（研究目的）と、Sartre哲学のどの部分に惹かれ、どのような方法に練り上げればよかったのか（研究方法）が、明らかになってきた。

　ここから執筆する書籍では、博士論文のこうした変遷を生かし、原型にこだわらず、大胆に修正していきたいと考えている。いずれPDFで公開される

であろう博士論文と、ぜひ読み比べていただきたいと思う。

　改めて、書籍化の機会をいただき、感謝している。

博士論文からの主な修正点

　本書をお読みいただくにあたり、以下の点をあらかじめお伝えしておきたい。

1) インタビューのデータは、論旨を変えないように留意しながら、読みやすいように、順序を入れ替えたり、言葉を補ったり、削除したりしている。よって、研究参加者が話したままの言葉ではない。その際、一部「精薄」など、現在は差別的な言葉であるとされ、別の用語に言い換えられている言葉については、機械的に置き換えることはしなかった。理由は、その実践当時の生々しい語りが損ねられるのを懸念したからである。該当する箇所には（ママ）と記載している。

2) 博士論文では20代から60代まで、5人の研究参加者の語りで構成されていた。書籍化にあたっては分量的な制限もあり、新たなテーマ設定をして、3人の方の語りのみを採用した。今回掲載しなかった2人の方の語りも、本研究の根幹に生きていることを強調したい。

2020年8月　**宮子あずさ**

〈引用文献〉

1）——藤江（宮子）あずさ：看護師の実存から探る臨床看護の本質と，それを職業として生きる意味，2012年度東京女子医科大学大学院博士論文，2013.

2）——宮子あずさ：40代女性看護師の実存からその人らしい看護を探る：サルトルの「遡行的-前進的かつ分析的-綜合的方法」を用いて，東京女子医科大学看護学会誌，14(1)：1-7，2019.

目次

Ⅳ イシハラさんの人生と看護　　　　　　　　　　　85

Ⅴ 3人の「その人らしい看護」に共通するもの　　　113

Appendix［付記］　　　　　　　　　　　　　　135

執筆者紹介

宮子あずさ（みやこ・あずさ）

看護師／作家

1983年、明治大学文学部中退
1987年、東京厚生年金看護専門学校卒業
1987 〜 2009年、東京厚生年金病院
（現 JCHO東京新宿メディカルセンター）勤務
（内科・精神科・緩和ケアなど）
2013年、東京女子医科大学大学院博士後期課程修了

著書に『看護師という生き方』（ちくまプリマー新書）、『訪問看護師が見つめた人間が老いて死ぬということ』（海竜社）、『両親の送り方──死にゆく親とどうつきあうか』（さくら舎）、『看護師が「書く」こと』（医学書院）など多数。

東京生まれの東京育ち。看護師として働きながら大学通信教育で学び、短大1校、大学2校、大学院1校を卒業。勤務の傍ら、看護師が長く働き続けるための支援を目指し、著述や講演なども行っている。博士号取得後も臨床で働き、フリーの研究者として看護職への研究支援も行う。猫をこよなく愛し、特にさび猫を好む。同い年の夫とは気楽な共同生活継続中。

シリーズ［看護の知］は、学術論文として言語化されたすぐれた看護の実践知を、その分野の研究者だけでなく、現場で働く看護職や一般の人々など幅広い層の方に手に取って読んでいただけるよう、読み物として再構成したものです。
本書の元となった学位論文は下記から閲覧できます。

論文情報

藤江あずさ
「看護師の実存から探る臨床看護の本質と、それを職業として生きる意味」
2012年度 東京女子医科大学大学院博士論文
国立国会図書館書誌ID：025059068

宮子あずさ
「40代女性看護師の実存からその人らしい看護を探る：
サルトルの「遡行的−前進的かつ分析的−綜合的方法」を用いて」
東京女子医科大学看護学会誌, 14（1）:1-7, 2019

I

私自身の人生と看護

1　私自身について記述する理由

　この研究は、J.P-Sartre（ジャン=ポール・サルトル）の実存主義哲学を援用し、看護師の人生と看護を探究するものである。Sartre哲学において、人間は選択せずに生きられない存在であり、その在り方こそが実存にほかならない。研究者がSartre哲学に行き着くには、「選択」を軸に人間を考える人間観があり、それは研究者自身の生い立ちに由来する。

　また、この研究では、3人の看護師の人生とその看護が探究されるが、記述はもちろんのこと、対話的に引き出した語りには、研究者の感情、価値観も関与している。それは特に博士論文の際には5人いた研究参加者を3人に絞るに際して顕著で、選ばれた3人の語りには、研究者自身が看護師として働く中で重視していた「稼ぐこと」と「学ぶこと」が、繰り返し立ち現れていた。

　以上の理由から、3人の結果を記述する前に、研究者自身の人生と看護について記述しておきたい。以降は、研究者を一人称「私」で書き進めていく。

2　稼ぐ女になるために

　私は1963（昭和38）年生まれ。現在57歳の看護師である。勤務先は自宅からほど近い精神科病院の訪問看護室。ここに勤めて11年を越えた。身分は非常勤で、契約している勤務日数は週に3日。看護師の傍ら原稿を書いたり、研修の講師などの仕事もしているので、この程度の勤務日数がちょうどよい。

　1987（昭和62）年に看護師になって以降、ずっと臨床で働いてきた。この先も軸足は臨床において働き続ける予定で、常勤の教員になる予定はない。こんなことをわざわざ書いたのは、博士号を取得後、臨床から大学へ移る人が今も多いからである。

　看護師を志した理由は、私自身が稼ぐ女になりたかったからだ。大学を卒業しても安定した職業に就けそうもない。そのように見込んだことが大きい。正直なところ、大きな理想を抱いて看護師になろうと思ったわけではない。女性とし

て自立して生きる。これが私の基本的な人生設計だった。

1982（昭和57）年に大学に入学した際、あからさまな就職差別に直面した。男性には募集があっても、女性には「自宅通勤」だの「浪人不可」だのと様々な条件がつく。「男女は平等」と家庭でたたき込まれてきた私には、許せない状況だった。「だまされた」と思った。

そこから私は、まだまだ性差別がひどい状況であると悟り、手堅く稼げる道を探した。そこで思いついたのが、看護師という仕事。人をだますような仕事ではないし、社会の役に立ちそうだし、何より、絶対に職にありつけそうな仕事だと思ったのである。

さらには、女として媚びを売らなくてもよさそうなところも気に入り、思い立ったら矢も楯もたまらなくなった。そうして結局、大学は1年半で中退してしまった。

3 学ばずにはいられなかった

このように、自分本位な理由で看護師になった私であったが、一方で、作家にして市民運動家でもあった母親の影響を受け、「強者よりは弱者の側に立つ」気風をすり込まれて育っていた。そのため、「患者さんのため」という考え方には、意外に親和性が高かったように思う。看護基礎教育を受ける中で、「患者さんのためにがんばろう」という気持ちになり、1987（昭和62）年春からは看護師として臨床で働き始めた。

最初の配属は57床の一般内科で、ここに9年いた。不器用なたちだったため、最初の3年ほどは技術の取得に必死だった。それをなんとか克服し、わずかな余裕が出だした頃から、思い描いていたのと違う患者やその家族の実像に悩むようになった。

当時の私は、「患者さんから学ぶ」という臨床のテーゼを文字通り受け取り、立派な患者像を勝手に描いてしまう傾向があった。実際の患者は、人それぞれである。やさしい人もいれば、怖い人、嫌らしい人、ずるい人、威張る人、ひねくれた人もいる。決して立派な人ばかりであるはずがない。

それは極めて当たり前なことなのだが、「患者さんから学ばねば」と思うほど

に、患者のもつ負の性質が受け入れられなかった。しかし、目の前の患者は容赦ない。どれだけケアをしても足りないと怒り続ける患者や、若い看護師を性的な対象としてみる男性患者、小間使いのように自分たちの世話までさせようとする家族。そうした人とかかわっては消耗し、うつうつとし……。一時はかなりぐれた中堅看護師になっていた。

こうしたささくれた気持ちをなだめてくれたのは、上司の勧めで始めた「学ぶこと」であった。私が選んだ学び方は、当初勧められた看護研修学校とは似ても似つかぬ、武蔵野美術大学短期大学部のデザイン科。その後もいくつかの大学で学び、経営情報学士、造形学士と2つの学士をもっている。

大学での学びは、努力が報われるという、素朴な達成感を得た。看護の場合は、そうはいかない。20時間背中をさすっても「まだ足りない」と怒る人もいれば、5分背中をさすって心から感謝されることもある。つまり、患者次第なのだ。努力が報われるとは限らない。厳しい現実がある。

加えて、大学通信教育では、看護と直接関係ない分野で広く知識を得ることで、目の前の出来事について深く広く考える手がかりを得たように思う。そして、博士後期課程では、私自身の知の在り方について、さらに深めることになった。

親の支援で大学まで行けたことは、とても恵まれていたと思う。その意味では、なんら苦労なく高等教育を受けられる環境だったといえる。にもかかわらず、それを手放し、働く中で再度学ぶことと出会い直した。この過程で、学ぶことは、働き続ける原動力として欠くことのできない、切実なものとなった。

4 「実存主義」的家族

最後に、私自身の幼少期について少し書く。私は、母が著述の仕事をして、いわゆる一家の大黒柱だった。父は演劇を志しながら挫折した人で、テレビ局に勤めていたものの、私と母とは距離をおき、存在感の薄い人であった。

私にとってこうした両親の在り方から、大きな影響を受けた。何より、女性が働くのが当然で、男性に頼る人生設計が皆無になった。また、どちらも戦中派──父は1926（昭和2）年、母は1931（昭和6）年の生まれ。戦争中の話をよく聞

かせてくれた。

　両親は、どちらも「たまたま自分は生き延びた」とよく話していた。母は空襲を受け、「たまたま自分が入ろうとした防空壕がいっぱいで、別の場所を探した。でも、入れなかった防空壕に着弾して、多くが亡くなった。自分はたまたま助かった」。そんな話をよく聞かされた。両親はよく「人間はたまたまのことで大きなことが決まってしまう」と話していた。

　そんな両親のもとに育った一人っ子の私は、2人の影響を強く受けて育った。両親の言葉、個性の強い両親との関係はとてもエネルギーが必要だった。「親は選べない。その選べないことで、多くのことが決まってしまうのだなあ」。中学の終わりには、そんなことを考えるようになっていた。

　2人とも言葉が豊かな人で、ほぼ自由恋愛だった。様々な騒動があり、それを様々に解釈し、「まあこんなこともある」と受け入れる。あまり好きな言葉ではないけれども、不倫——いわゆる婚外恋愛——は、出会った順番が悪かっただけ。そんなふうにみるのが、典型的な私の思考であった。

　こう書くと、悲惨な幼少期を思い浮かべる方も多いと思うが、振り返って、そのようには感じていない。私が考え得る最善の形で、両親はこの世から送り出せた。自分の生い立ちについていえば、様々な失敗はあったものの、自分が選べることは十分吟味して選び、選べないことは受け入れてきたと思う。

　Sartreの実存主義に出会ったとき、私は実存主義の人間観を「人間はどのように生まれるかは選べない。そのように生まれた自分を引き受けて生きなければならない」というように理解した。これは私の哲学じゃないか。そう思った。

5　私にとっての看護とは、逃れられない選択の繰り返し

　私にとって、看護とは何かと聞かれれば、「終わりなき意思決定（選択）」にほかならない。Sartreは「選択はある意味で可能であるが、可能でないのは選ばないということである。私はいつの場合でも選ぶことができる。しかし、たとえ選ばなくてもやはり選んでいるのだということを知らなければならない」[1]と述べた。これは本当に実感としてよくわかる。

もともと患者は自ら選んだのではない病むという状況において、様々な選択をせざるを得ない。そして医療技術の進歩により、この傾向が強まり、人間は常に難しい選択を迫られる状況になった。

　例えば、経口摂取が困難になれば、胃ろうや中心静脈栄養が選択肢にあがる。これらの技術がない時代は、自然に死に向かった状態にあっても、なんらかの手立てがあれば、それをするかしないかの選択をしなければならない。出生前診断や、人工呼吸器の装着なども同様で、こうした選択は、常に倫理的な問題を含み、かかわる人間は苦悩する。看護師もまた、例外ではない。

　さらに、看護師は患者の意思決定にかかわるだけでなく、一つひとつの看護行為についても、自らがそれをなすかなさぬかを決めなければならない。そのことを強く感じた事例がある。

　私が新人時代のある日、肺がんの終末期の男性が、痰の貯留に苦しんでいた。痰を吸引するか、吸引しないか。付き添っていた家族は「苦しそうだから、痰を取ってください」と懇願するように言う。私はとても悩んだ。

　今では積極的に勧められない痰の吸引だが、今から30年前は、そうではなかった。「痰詰まりは看護婦の恥」とまで言われた時代である。私は頭の中ではっきりと、こう考えた記憶がある。「痰を取ればその刺激で呼吸が止まる可能性がある。何もしなければ痰が詰まって死ぬ可能性がある。どちらにしても、死ぬかもしれない。死んだときに、どちらのほうが自分は耐えられるだろうか」。

　結局、私は痰を取ることを選んだ。そして、吸引した結果、気道から大出血させてしまったのだった。おそらく、腫瘍を刺激して破綻させたのだと思う。あっという間に絶命した男性は、私の右手首を握ったままだった。吸引の苦しさに、握られた私の右手首。力いっぱい握られたあの感触は、今も忘れられない。

　看護師になってすぐに配属されたのは、多くの患者が亡くなる内科病棟で、年間死亡が50件を超える年もあった。いずれ亡くなるのは避けられない患者を看護するのは、難しい。「これをしたらそのまま亡くなるのではないか」。そんな恐怖が日常的にあった。

　痰の吸引以外にも、病状が重い人への体位変換や、鎮静など、「これをやったら最後の一押しになるかもしれない」との考えがしばしば頭をよぎった。

看護師は、選びたい選択肢がない状況であっても、なんらかの選択をしなければならない。「可能でないのは選ばないということである」「たとえ選ばなくてもやはり選んでいるのだ」。Sartreの言葉は、まさに私の実感だった。

　私にとって看護とは、イコール意思決定にほかならない。したがって、「看護における意思決定」というのは、私にとっては重複表現のように感じられてしまう。だからこそ私は看護師の選択に焦点をあてることで、その人の看護の本質が理解できるのではないかと考える。

　あまりにも自分にとって確信しているため、これをきちんと説明することが本当に難しい。哲学者の永井 均は、哲学の入門書ともいうべき著書の中で、「答えは押しつけなかったが、問いは押しつけざるをえなかった」と前置きし、以下のように語っている。

　「私自身は、これこそが本当の問題であるということに自信を持っている。また、それを取り扱う方法、答えの可能性の提示についても、書き方のまずさを別にすれば、本質的な点ではもはや私にとって修正の余地がない見解が表明されてもいる。なぜそこまで自信があるのかと言えば、それは三十年以上にわたって他者による検証をへているからだ。私は現在、五十代になったが、すでに十代のときに、漠然とではあるが、基本的にはここで述べたような考え方を抱いていた。その後、これまでの人生において、私のこのような問題提起と答えの方向に反対したり、問いの立て方そのものがまちがっていると主張したりする、じつに多くの方々に出会ってきた。しかし、彼らの誤解や私の語り方のまずさを除いてよくよく吟味検討してみれば、最後に残るのは結局のところ根本的な人生観の違いであって（哲学の他の領域の場合と違って）私に修正すべき点は見つからなかった。私は、私の人生において直接感じた問いしか問うことができない。まさにそれこそが私の理解するところの哲学ということの意味なのである」[2)]。

　Sartre哲学を援用しての質的研究に取り組み、「これが私の哲学だ」と感じながら、伝わる人にしか伝わらず、苦しい日々が続いた。

　ただし、足元を揺さぶられるような指摘もあった。そんなときに、この永井の文章は、私にとって闇夜を照らす言葉になった。この引用部分のはじめに、永井は「哲学を学術論文という形式で表現することはできない」と書いていた。し

かし、私はこのとき、学術論文を書くことをすでに選んでいた。これはやり遂げなければならない。その気持ちもまた、強くもつに至った。

　この章を書きながら、「私は現在五十代になったが、すでに十代のときに、漠然とではあるが、基本的にはここで述べたような考え方を抱いていた」という部分に、ぐっときてしまう。だって、本当にそうだから。基本的に私の自分の人生への向き合い方は、17歳から大きく変わっていないと思う。

　おそらくこの時期に私は、たまたま与えられた人生を、どのように自分のものとして生きるかの手がかりを、なんとなく得ていたように思うのだ。

　以下、研究そのものに入っていこう。

〈引用文献〉

1）──Sartre, J.P.（伊吹武彦ほか 訳）：実存主義はヒューマニズムである. 実存主義とは何か, 増補新装版, p.70, 人文書院, 1996.

2）──永井 均：倫理とは何か──猫のアインジヒトの挑戦, 筑摩書房（ちくま学芸文庫）, p.10-11, 2011.

II

マツヤマさんの
人生と看護

1 インタビュー当時のマツヤマさん

■■■ 1 インタビューの導入

マツヤマさんへのインタビューは2011年5月に行われた。マツヤマさんは1941（昭和16）年に生まれ、インタビュー当時69歳の女性であった。

マツヤマさんは、中学校を卒業後、准看護師養成所に入学し、看護師への道を歩んだ。なお、准看護師制度を含めた現在の看護師の養成課程は[図1]のようになっている。

改めて言うまでもないが、看護師になるためには、准看護師を経て看護師になるコースと、そうでないコースがある。また、看護基礎教育は大学、短期大学、専門学校に分かれており、相変わらず複雑なままである。

マツヤマさんは准看護師養成所入学と同時に、養成所が付属していた病院で看護助手として働き始めた。准看護師の資格を取ってからも同じ病院で働き、退職後3つの病院で短期間働き、職場を転々とした。この間、1年ほど看護職を離れて、飲食店を経営した時期もある。看護職に戻って以降は、精神科病院に長年勤務し、副看護部長で定年退職した。現在は他の精神科病院に再就職しており、非常勤の看護師として夜勤も行っている。

フィールドノートには、以下のような記載がある。

> 自宅にうかがう。インタビュー開始間もなく90歳の家庭菜園仲間が知り合いの電話番号を教えてもらいにくる。最初電話が来たが、耳が遠くて電話では用足らず。結局電話番号のメモを取りにきた。その男性がすぐに帰った後、彼の記憶力はすごい、とマツヤマさんが話し出す。戦争に行ったとき読まされらしい文章を今も長々と言える。「自分はナイチンゲール誓詞も忘れているのに」と苦笑する。

マツヤマさんと以前いっしょに働いた人によれば、常勤で働いていた時代から、定時で仕事を終え、オフを大事に過ごす人だったそうだ。非常勤になって

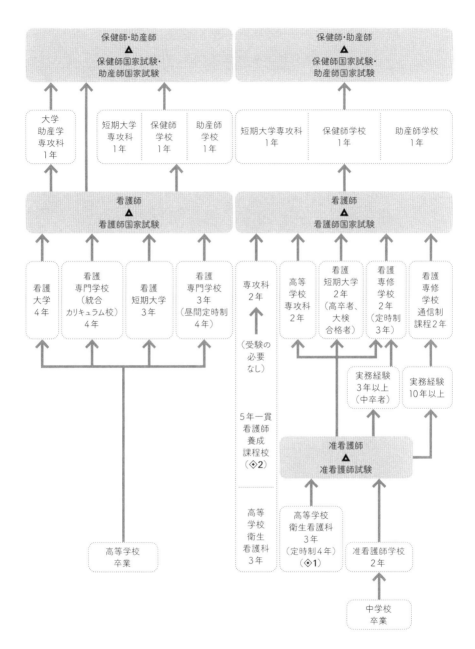

◇1……高等学校衛生看護科を卒業しても准看護師の受験資格を得られない学校もある。

◇2……5年一貫看護師養成課程校を卒業しても最終学歴は従来通り「高等学校卒業」になる。

[図1]看護への道　　（宮城県看護協会：看護への道. http://www.miyagi-kango.or.jp/future/way.html）

からは、以前にも増して趣味を楽しみ、家庭菜園での農作業を楽しみにしていると聞いていた。思いがけず垣間見た家庭菜園仲間との会話は、そうした前情報そのままの雰囲気だった。

　大きな声でよく笑い、率直に話してくれるマツヤマさんに、私はすぐに打ち解けた。前の精神科病院で副看護部長の職にあり、今は役職なしの看護師として働くマツヤマさん。ひとたび看護部に入れば、転職しても管理職として働く人が多い中ではめずらしい選択といえる。その潔さに惹かれたのも、研究への参加をお願いした大きな理由であった。

2　管理職というケアのブランク

　インタビューを始めるにあたり、副看護部長を務めた病院を定年退職して以後の転職について、話を聞いた。「私が入ったのは急性期の入院病棟だったんですよ。女子の閉鎖病棟。行って3日目に辞めて帰ろうと思ってね。もうくたびれちゃって。からだがついていかないんです」。

　そこでの仕事は、本当にハードだった。「日勤で病棟に入ると、申し送りを聞く前に、朝ご飯の食事介助をするわけですよ。8時半から。それからね、掃除。その後おむつ交換ですよ。引き継ぎは、9時半くらいからやってました。リーダー同士で先に申し送っておいて、後でリーダーからスタッフに申し送られるんです」。

　やはりブランクは大きかった、とマツヤマさん。「ただの婦長当時も入れれば、15年以上、現場から離れちゃったわけでしょう。私は患者さんといっしょにしゃべくってるのは好きだったから、患者さんとの交流はよくもったほうだと思ってますけども。10年以上、おむつ交換なんてしたことなかったでしょう。だからきつかった」。

　私自身、看護師長を7年務めただけでも、現場に戻るのは不安だった。管理職の経験がケアのブランクになる、というのは実感としてわかる。看護師長時代を思えば、看護師の手が慢性的に足りず、リフトバスでの入浴や、入院のアナムネ取りなどは、請け負って行っていた。

　それでも、医療処置については部下に任せていたため、現場に戻って点滴

や与薬ができるか、かなり不安もあった。また、1日の中でケアにあたるボリュームは、役職のない看護師とは比べものにならない。現場で自分がどこまでできるのか。不安は大きかった。

その不安を乗り越えての就職活動であったが、幸いにというべきか、訪問看護室という未知の領域に配属され、病棟での経験がいったんリセットされた。前職が管理職でなくとも、ゼロからの出発に近いと感じた。もし普通に病棟勤務になっていたら、管理職をしていた期間のブランクを痛感していたかもしれない。

こうした私自身の経験に照らしても、マツヤマさんの副部長から役職なしの一看護師に戻る選択は、冒険のように思える。さらに60歳を越えて、体力の問題もあったろう。慣れないおむつ交換に、「行って3日目に辞めて帰ろうと思ってね。もうくたびれちゃって。からだがついていかないんです」と気弱になったのは、無理からぬことだと考えた。

■■■■■ 3　辞められない意地

しかしマツヤマさんには、おめおめと辞められない意地があった。今の病院に就職する前、断られた病院があったのである。それが、発憤の材料になっていた。「ある病院に、バイトで使ってくれないか、って行ったんだけど、当時は断られたの。向こうで聞かれたから副部長だったことを答えたらさ、『ああ、とてもうちなんかは、そんな仕事やってきた人なんて使えませんよ』なんて言われてさ」。

そして、最終的に就職できた今の病院でも、再就職はスムーズに決まらなかった。「辞めなかったのは、まあ、意地っていうか。一応は頭を下げて使ってもらいに行ったわけだしね。今の病院は、向こうから『来てくれ来てくれ』の就職じゃなかったんですよ」。その病院には、前の病院でいっしょに働いた友人が、すでに何人か働いていた。つまり、マツヤマさんが副部長を務めた病院を定年で辞めた人が、移っていく。そんな流れが当時はあったようだ。

応募したきっかけは、友人の誘いだった。「友だちから、『人がいなくって、困ってんのよ。来てよ』って言われたから、行ったわけですよ。そうしたらね、面接のとき、事務長と看護部長が言うのには『今はうちの病院は、人が余ってい

るから、今は採用できません』と。『自宅待機しててください。空きが出たら連絡します』ということだったんです。それで、1か月経っても何の連絡もないから、その友だちに『どうなっちゃってんの？ 使ってくれないなら、よそ探すから』って言ったらね、『マツヤマさん、あんた煙たがられちゃってんのよ～。働く前から』ってね。まったく何を考えてんだかしんないけど」。ここでも、役職者であったことが問題になった可能性が高い。

　そして、自ら採用について問い合わせたところ、「『じゃあ来てください』ということで。配属になったのが、その女子の入院病棟だったんですよ。だから友だちに言わせれば、なんでそういうきつい病棟にマツヤマさんを勤務配置したのかわかんないって、ぼやいてましたけど」。こうした経過から、マツヤマさんは、辞めずに働き続けた理由を「意地」と表現したのだと理解した。

■■■■ 4　高齢看護職の多い病棟

　仕事は予想以上に厳しく、働き続けるうち、マツヤマさんは、身体のほうが音を上げてしまった。「5か月くらいいたかしら。あの病棟に。そうしたら、血圧が上がっちゃってね」。ドクターストップがかかり、マツヤマさんは退職を決意する。

　しかし、すでに採用のときとは看護部長が代わっており、以前と対応が違っていた。「『いつでもいいから出てきてください。それまでは、お待ちしてますから』なんておだてられちゃって。そのとき退職にならなかったんですよ。そして休んでたらね、知り合いの人から『職場、臨時勤務異動になったよ』って電話が入りました。その異動先が今の病棟なんです」。

　そうして移動した今の職場は、36床の女子開放病棟。病院全体では約200床程度だそうだ。マツヤマさんの身分は常勤パートで、月の勤務日数が20日間以上、夜勤2回以上の条件で働いている。

　看護職の年齢層を聞くと、「若い人？ いないですよ」と即答された。「いちばん上は79で、いちばん若いのは、おそらく30代後半じゃないかなぁ。私なんかもバイトで行って、自分の病棟で働いて帰ってきちゃうわけだから。よits病棟のことわかんないけども、院令なんかの形でまわる職員の状況を見ると、いちばん若いのは、30代後半ですよ。おそらく」。

自分より年上の看護師も多い中で、マツヤマさんはのびのび働いているように見えた。

2 第1の契機：マツヤマさんの幼少期から看護師として働き出すまでの人生

■■■■ 1　唯一学べる道だった准看護師養成所

　マツヤマさんは1941（昭和16）年の生まれで、戦死した兄もいる。現在残っているきょうだいは3人だという。戦時中の貧しい家庭で育った。「うち、貧乏でね。昭和20年後半なんていうのは、まだ、貧乏な家庭っていうのは、貧乏な時代でしたからね。まあ、私だけじゃなかったんですけどね。その当時はみんな貧乏だったんだけども。だからなんとなく、貧乏が嫌だっていうのが強かったのは、確かですね」。

　マツヤマさんは、准看護師を経て看護師になる道を選んだ。しかし、それはいくつかの道から選んだものではない。経済的理由から、選択の余地なく進んだ道にほかならなかった。「貧乏が当たり前な時代だから、高校へ進学できたのは、3分の1くらいなもんでね。3分の2は、いわゆる集団就職の時代ですよ。で、お金出してもらえないし、看護婦になればね、少しは勉強しながら、看護婦の資格が取れるんだよ、となんとなく。その頃15歳で、准看と正看だなんて違いも知らないですよね。姉も結核で入院してたし。姉には、卒業してから、ずっとお小遣いは、私が送ってたんだ」。

　また、経済的事情と合わせ、早く家を出たい事情もあったのだという。「父が酒乱傾向にある人だったのね。暴力振るう人だったので。私、中学卒業するまで、暴力振るわれてたから。だから、私には早くうちを出たいって意思もあったし。学校も行きたいな、っていう意思もあったんだけども。でも親には、学校に出してもらえないとわかってました。だから、看護婦になる勉強をしながら、資格も取れるなら、って准看学校を受けたんですよ」。

　もともとマツヤマさんは、強い向学心があり、それを見抜いた中学時代の担任が、通知表を通じて親に進言してくれたこともあった。「貧乏でね、自分のほしいものを手に入れたことは、中学卒業するまでないんですよ。学校の先生が

ね、『せめて参考書の1冊くらい、買ってやってください』なんてね。通信簿に
書いてくれたりしたんですよね。だからね、勉強に飢えてたことは、事実なんで
すよ」。

　マツヤマさんにとっては、この願いをかなえる唯一の道が、准看護師養成所
への進学だったのである。

■■■■ 2　意地で始めたおにぎり屋

　最終学歴が中学校卒業だったマツヤマさんは、進学して看護師になるため
には准看護師として3年以上の実務経験が必要だった。そのため准看護師の
資格を取った後、いくつかの病院で働いた。いずれは、と考えていた進学はだ
んだん遠のいてしまった。

　「17歳で資格取ったら、准看でね。一応お金がもらえるようになったわけ。た
とえ6、7千円のお金でもねえ。もらえるようになったわけだから。そしたらもう、
遊ぶのがおもしろくてねえ。准看学校に通いながら働いた病院っていうのは、
あの当時は、繁華街の中心地にありましたから。遊ぶのがおもしろくて、学校
どころの騒ぎじゃないですよ。遊び回ってましたよ。だから、それからまた病院
を変わったり、まあ、転々としましたね。3か所くらいの病院を歩いたかなあ」。

　マツヤマさんにとって経済的に自立し、自由になる金銭を手にした喜びは何
物にも代え難いものだったのだろう。そしてやがてその感情は高まり、20代の頃、
マツヤマさんは一時看護の仕事を離れ、1年だけおにぎり屋を経営していた。

　「准看護師になってからですね。おにぎり屋がやりたかった。お金がほしかっ
たんです。あの当時はね、今でいうスナックっていうのがなかったんですよ。だ
から、深夜営業できるのはおにぎり屋だけだったんです」。

　当時の「おにぎり屋」とは、飲食業の中でも深夜営業する、接客業に近いも
のだったようだ。若い時期の勢いある選択を、マツヤマさんは少し距離をおい
て振り返った。

　「それにしても、なんでやらなくっちゃっていう気持ちになったんだろう。私に
も意地みたいなものがあったのかなあ。たまたま、その頃いろいろアドバイス
を受けてた病院の先生に計画を話したら、軽蔑されてね。『水商売をやって、

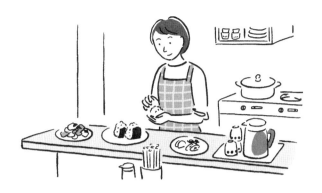

お金を貯めてなんていうのは、人生の歩き方としては、まともな考え方じゃない』っていうようなことを言われたんですよ。それでなんか、意地になってた部分もあるのかもしれない。若かったから」。

　資格取得などの準備は万端だったが、問題は料理の腕だった。「働いていた病院を辞めてすぐ、お店を始めて。手っ取り早く取れるのは、調理師の資格だっていうことで、辞める前に資格だけは取っておきました。だけど料理は何もできないんですよ。だって15から、寮生活でね。炊飯器でご飯炊くとか、おにぎりを握るくらいはできても、じゃあお茶漬けはどうするんだとかね。理屈はわかんないから、見よう見まねでやってね。お客さんは、それがいいらしくてね。『だめだよ、ママ！こんなんじゃ、味がないじゃん、このお茶漬けは！』なんて教えてくれて。『そこの魚の盛りつけ方は！切るのはいいけど、盛りつけ方が悪いんだよ！』なんてね。結構みんなにかわいがられてね」。

　なんとか客もつき、店は成り立っていったが、マツヤマさんは結局この店をたたむ。理由は体力的な限界であった。「疲れちゃってね。夜中過ぎにほら、飲みにきたり、食べにきたりするでしょう。そのうちに住まいのアパートには帰らず、店の2階に泊まるようになっちゃったんですよ。そうすると、客はちゃんと見て知ってますからね。だから、『どうせねえ、ここに寝るんだったらばね、飲ませてよ、もう少し』とかね。それでね、夜が白々明けてきちゃうんですよ」。

　おにぎり屋は若い時期、1年程度の経験として終止符を打った。閉店して以降、マツヤマさんは看護の仕事を続けている。「働かなきゃ食べていけないから。『じゃあ、しゃあない、看護婦やるしかしゃあないか』ってことになって。い

ちばん手っ取り早いのは、看護婦だし。もともと別に嫌いで辞めたわけでもないしっていうことで、仕事を始めたんですよ」。

■■■■ 3　2年課程への進学

　17歳から働き始め、進学の機会を逸したかにみえたマツヤマさんだが、おにぎり屋の経営を経て精神科病院に就職したときは進学も考えていたという。しかし、なかなか実行に移せずいた。その理由は、英語と数学への苦手意識だった。「進学しようかな、と思ったらね、試験問題に英数があるっていうんで。もう、中学卒業してね、34、5までね。25、35……20年経ってるわけですよね」。

　進学については、折に触れてアドバイスを受けていた医師からも、勧められたという。「英数があるからってあきらめたでしょう。そのときも先生に言われましたよ。『勉強なんていくらでも教えてやるんだから』っておだてられてね。『君はばかじゃないんだからね。頭はいいんだけど、たまたま経済的に高校行けなかったっていうだけでね。そのコンプレックスが身についちゃって、結局は、行くべきときに行かないで、横に逸れたりしたんだから。せめて、看護学校でも行ってみたら』と。『ずっと一生続けるんなら、それに越したことないよ』ということを言われてね、すっかりその気になってね。……でも、やらなかった」。

　こう言って苦笑したマツヤマさんだったが、結局30代のうちに2年課程3年制看護専門学校(定時制)に進学し、看護師の資格を取った。このいきさつについて尋ねると、マツヤマさんはこんな話をしてくれた。「病院の事務所でね。マージャンをやってたんですよ。当時は当直者が、夜になるとやっていたんですよ。事務当直者を交えてね。で、マージャンが禁止になったのはね、一斉放送のマイクが切れてないときに、じゃらじゃら、じゃらじゃらやっちゃって。全館に音が流れちゃったのよ。笑っちゃうね〜」。

　いかにも昔の精神科病院にはありそうな話だった。不謹慎と思いつつ、想像してつい笑ってしまったのだが、この後に本題が待っていた。マツヤマさんがある日、卓を囲んでいると、「男の子がね、『高看の試験受けるんだよ』って言うわけ。『へ〜！あんたたち、英数あるの知ってんのかよ〜？できんのかよ〜？』って言ったら、制度が変わっているって言うんですよ。なんでも、英数が1単位

の科目じゃなくなって、総合的な問題の中に含まれるだけだって、言われたんで。それで、『あんたたちが受けるんなら、私も受けるよ』ってね。5人で受けに行ったんですよ」。

　こうしてマツヤマさんは看護学校を受験し、合格した。当時の病院には、進学を支援する制度があり、マツヤマさんはそれを使って働きながら准看護師から看護師へと歩みを進めることができた。

　インタビューを通じて、マツヤマさんは、学びたくても学べない貧しい家庭環境にあったことや、英語と数学への苦手意識から受験を思いとどまったことを話している。そのうえで、「そりゃあねえ、努力して高校行った人は行ったわけだし。定時制でやったわけだけど。私は、若い頃遊ぶのに夢中になっちゃって」と振り返る言葉には、様々ないきさつを自らの選択として引き受ける潔さが感じられた。

　看護師となってからのマツヤマさんは、主任、婦長と昇格し、副看護部長を務めた後、定年を迎えた。看護師の資格を取ったことで、その後のマツヤマさんのキャリアも大きく変わったといえる。

　ところがマツヤマさんは、この進学について、こうした大きなストーリーでは語らなかった。その語りは極めて小さな場面、それもやや露悪的なユーモアともいえる語りと聞こえ、そこには照れのようなものが感じられた。この照れは、世の中、理想通りにいかないものだと骨身に染みた、大人に特有のものではないだろうか。また、准看護師という資格のもとに重ねてきた経験を、決して否定的には語りたくないという自負も込められていたのかもしれない。

　マツヤマさんが高校に行かず准看護師になったのは、経済的理由によるところが大きい。しかし、その状況を引き受け、自らが選んだ仕事として、マツヤマさんは働き続けている。看護師の資格を取り、その変化を感じる一方で、准看護師時代の多くの体験が、マツヤマさんをつくってもいるのである。

３ 第2の契機：マツヤマさんが看護師として生きる 時代の制約と可能性

　マツヤマさんは自らの幼少期を「貧乏」という言葉で語った。しかしそれはマツヤマさんのみならず、めずらしくない光景だったという。「うち、貧乏でね。昭

和20年後半なんていうのは、まだ、貧乏な家庭っていうのは、貧乏な時代でしたからね。まあ、私だけじゃなかったんですけどね。その当時はみんな貧乏だったんだけども」。

　マツヤマさんが看護師として生きた時代の制約と可能性は、戦後の貧困による修学の困難とそれを補完した准看護師制度、精神科医療の社会における特異な位置づけにあった。

　マツヤマさんは、まず、戦後の貧困および家庭の事情による様々な制約を、働きながら学ぶ准看護師制度によって乗り越え、資格を取得した。そして、社会の批判に晒され、変革される、過渡期の精神科医療の現場で、その現実をまずはありのまま受け止め、働き始めていた。

■■■■ 1　戦後の貧困による修学の困難と、それを補完した准看護師制度

　1941（昭和16年）生まれのマツヤマさんが中学校を卒業し、准看護師養成所に入ったのは、1956（昭和31）年である。マツヤマさんが働き始めた1957（昭和32）年には就業看護師（当時は看護婦）が10万人を少し越える程度で、就業准看護師（同、准看護婦）はおよそ5万人であった[1]。数としては看護師数のほうが多いが、地域差もあり、マツヤマさんは准看護師が多い環境で働き始めたという。

　最初に働いた病院は地域においては中心的な役割を負う公的病院だったが、そこも例外ではなかった。「あの病院だってあの当時は、みんな、正看になるための学校になんて、進学させなかったですからね。准看をどんどん養成しているから、それで足りちゃうし。同期生が進学コースを受けてね、受かったのがいたんですけどね。すぐ病院を辞めさせられましたからね。そういう時代だったんですよ」とマツヤマさんは当時を振り返る。

　マツヤマさんは次の病院に職場を変えた後、1年ほど飲食業を営む。「それからねえ、いろいろあって。飲食店を辞めたのが29歳だから、30歳ちょっと過ぎて一般病院に。うちで半年以上休んで、遊んでましたからね。多少はお金もあったんで」。その後は最初の病院時代から交流していた医師の誘いで4つ目になる病院に就職。「そこに3年ほど勤めたところで、腰痛で三度目の入院になったんですよ」。

『日本の看護120年』に収録された「看護教育の変遷」[2]によれば、1970年の段階で看護系大学は高知女子大学（1952年設置、現・高知県立大学）、東京大学（1953年設置）、聖路加看護大学（1964年設置、現・聖路加国際大学）、名古屋保健衛生大学（1968年設置、現・藤田医科大学）、琉球大学（1968年設置）の5大学であった。このほか1964年に設置された高等学校衛生看護科の教員養成を目的として、熊本大学、弘前大学、徳島大学、千葉大学の各教育学部に設置された特別教科（看護）教員養成課程も大学卒の看護師を輩出したが、まだまだ大学卒の看護師が希少だった時代であった。1970年頃は、3年課程養成所がようやく200校を越えるのに対し、准看護師養成所は700校を越えていた。この養成所数が逆転するのは、1995〜1996年のことである。

また、「学校基本調査」によれば、マツヤマさんが中学を出る1955（昭和30）年の高等学校への進学率は、男女合計で51.5％（男性55.5％、女性47.4％）。さらにその上の短期大学・大学への進学率は、男女合計で18.4％（男性20.9％、女性14.9％）とまだまだ低かった[3]。マツヤマさんのように、中学を卒業してすぐに准看護師養成所に入学するという進路は、めずらしくなかったといえよう。

■■■■■ 2　精神科医療の社会における特異な位置づけ

マツヤマさんは30歳の頃、精神科病院に就職し、以後定年までそこに勤務する。就職した1970年頃は、新聞記者の大熊一夫が『ルポ・精神病棟』という記事を発表して話題になった時期である。

1970（昭和45）年、当時朝日新聞の記者だった大熊一夫は、碧水荘病院（現在の碧水会長谷川病院）にアルコール依存症を装って入院し、その体験を『ルポ・精神病棟』として朝日新聞社会面に連載した。ここには患者に対して高圧的な職員のかかわりや、患者を労働力として使う実態があからさまに描かれている。この記事を看護学生としてリアルタイムで読んだ粕田孝行は、「同時代を生きた私にとっては、まさに高度成長の時代にこのような場があるということは驚きであった。折しも、当時の武見太郎医師会会長が『精神病院は牧畜業者である』といった言葉とオーバーラップし、心に残った記事であった」[4]と述べている。

なお、当時名古屋保健衛生大学（現・藤田医科大学）を卒業して看護師になった

粕田は、他の精神科病院に勤務した後、1974年、24歳で看護部長として上記の碧水荘病院に着任した。准看護師養成所時代から臨床で経験を積んできたマツヤマさんとはまったく違う経緯で精神科の看護管理者となっている。

　次に当時の精神科医療について述べる。入職当時の長谷川病院について、粕田は以下のように詳述している。

　「1974年当時、病床は279床あり、病棟は男子病棟が西・東病棟、準開放病棟、社会復帰病棟の4病棟、女子病棟は閉鎖病棟、準開放病棟、開放病棟の計7病棟であった。その7病棟に勤務する看護スタッフは、入職した私を含めて、男子病棟に正看護師が4名、准看護師が5名、看護助手が2名、パートの看護助手が6名、学生補助アルバイトが13名、女子病棟には正看護師が2名、パートの正看護師1名、准看護師4名、パートの看護助手5名、学生補助アルバイトが6名と夜勤看護師長1名であった。すなわち、病棟看護スタッフ49名のうち、資格を有する常勤の看護師は16名というありさまであった。有資格者1人に対して患者17.5人という割合である。このような状況では、勤務表もあってないがごとくで、最低限の生活上のスケジュールはあるが、業務の分担もなく、有資格者がとにかく処置をこなし、看護助手がルーチン業務を成し遂げるという状況であった。有資格者が精神科の医療法特例6対1を満たしていない状況だったのは、『ルポ・精神病棟』のあとだったためであろうか。すねに傷をもった病院という一部の医療関係者の認識は、看護スタッフの募集に対して、大きな壁となった」[5]。

　マツヤマさんが精神科病院で働き始めた時期は、まさに精神科病院が強い社会の批判を浴び、大きく変化し始める時期であった。一方で、マツヤマさんの話からは、日本の精神科医療が果たした、あまり知られていない役割がうかがえる。

　当時は知的障がい者が多く入院しており、「乞食（ママ）がいなくなったのは、精神病院にみんな収容されたからだって言われていた」のだそうだ。「私が病院に行って、知った事実はね、駅名が姓になっている人がいたんです。例えば秋葉原で春に補導されたから『秋葉原春子』。過去も家族もわかんない浮浪児をね、病院に収容したらしいんですよ」。

1941（昭和16）年の生まれで、戦後の貧しさを記憶するマツヤマさんは、街中の浮浪児、浮浪者の状況も記憶していた。「あの当時、髪の毛が固まっちゃって、ホームレスなんかより、もっともっとひどい状況で、街中うろついてるなんてのが、結構いましたよね。私なんか田舎育ちだから、お墓なんか行くと、そういう人が来て、お供物かすめて食べるしね。まあ、自分ちも貧乏だから、微々たるものなんだけど。それさえ狙っているのを目にしたことがありますよ」。

　そのような現実を見ていただけに、精神科病院で見た元・浮浪児たちの状態は、マツヤマさんに極めてリアルな印象を与えたのだろう。

4　第3の契機：マツヤマさんの投企

　まず、マツヤマさんが語った臨床での体験の中から、何かを痛感し、情感豊かに語られた場面を抜き出す。この場面を、第1の契機、第2の契機を重ねて深く分析し、そこに現れる投企を明らかにする。

　ここで、「投企」とは何かについて具体的に説明しておく。これは、本研究の根幹をなす概念であり、この理解なしにSartre哲学の理解はないと考えるからである。

　『広辞苑』によれば、投企（《仏語》projet）とは「自己の存在の可能性を未来に向かって投げ企てること」を指す実存主義の用語である[6]。そして実際、Sartreは著書『実存主義とは何か』の中で、この投企について、「未来にむかってみずからを投げるものであり、未来のなかにみずからを投企することを意識するものである」[7]と述べている。投企とは、自分がこうありたいと願う自分であるために、直面する条件を乗り越えようとする企てにほかならない。

投企1：患者の側に立つために、学び、自分の経験をありのまま語る

　マツヤマさんは、精神科医療についての知識はほとんど皆無の状態で精神科病院に入り、大きく精神科医療が変化する時代を経験した。就職当時は、身体拘束など、様々な問題が指摘される時代である。しかし、マツヤマさんの語りは、変化する社会や環境を十分に理解しながらも、常に1人の人間であ

る患者に注がれていた。そして、現在では批判の対象となり得る現実についても、率直に語ってくれた。

マツヤマさんが身体科病院から精神科病院で働き始めたのは、1970年頃、腰痛症という身体的な問題がきっかけであった。「原因不明の腰痛症で三度ほど入院したんですよ。で、しょったり持ったりはいかんのじゃないか、と。腰に負担がかかりすぎてね。そうかといって一生遊んでいるわけにいくもんじゃないし。じゃあ、精神科のほうが肉体的に負担がかからないんじゃないか、と勧めてくれる人があって。30歳前後かな。そこに行ったのは」。

マツヤマさんにその病院を勧めたのは、以前いっしょに勤務した医師だった。中学卒業後、16歳になる年から臨床で働き始めたマツヤマさんにとって、有資格の医療者は皆年長であった。加えて、医師が看護師よりはるかに優位に立っていた時代である。臨床の現場を知り、様々な意見を述べるその医師は、マツヤマさんにとって人生の師のような存在に感じられた。

その医師も、精神科看護に関するマツヤマさんの適性については否定的だったそうだ。「『君の性格じゃ3か月はもたないだろう』と言われましたよ。まあとにかく言いたいことをすぐ口にするたちだしね。だからね、しゃべくりまわる機会が多い病院なんて行ったって無理じゃないか、って。私がすぐヒステリー起こして。そういう性格だもんですからね。私のこと、よく知ってる先生でしたからね。そう言って、笑われましたよ」。こう言って、マツヤマさんは苦笑した。

このように、マツヤマさんは、精神科病院で働き始めるまで、精神科病院について、「しゃべくりまわる機会が多い病院」程度の知識しか持ち合わせなかった。背景には、看護基礎教育において、精神科看護が今ほど教えられていなかった状況がある。特に准看学校での講義は身体科中心で、精神科についての体系的な講義は行われていなかったようだ。

「私が受けた昭和20年代後半の准看学校での授業っていうのは、精神科の先生が講義に来てね、患者さんが妄想的なこととかをしゃべっている録音テープを聞かせるんです。まあ、精神病っていうのはこういうもんだって、なんとなくわかる程度の、講義を受けただけですよね。病院を見学に行った記憶もありま

せん。だから、そこに就職するまで、精神科に関しての知識は、まったくゼロに等しかったんですよ」。

このように、まったく予備知識なく飛び込んだ精神科病院で、マツヤマさんは多くの衝撃的な体験をする。「あの頃はね、精薄（ママ）がね、結構多かったんですよ。大人の精薄だから、大変なんです。けっけら、けっけら笑ってて。いきなりガラスを割るとか、看室（ナースステーション）の窓をめがけて椅子で殴るとかね」。

この暴力的な行動について、マツヤマさんは病院の環境にも原因を求めていく。「ああいう行為が多かったのは、狭い中に大勢で身動きできないような閉鎖病棟のせいもあったでしょうね。当時の病室はみんな畳ですからね。とにかく定員オーバーで、畳の部屋にね、わ〜っと入れて、狭い。それで、掃除っていうとね、患者さん全員が、ぞうきん持って、廊下を一生懸命ぞうきんがけして、磨くんですよ。そのうえ発散する場所はどこもないわけでしょ。ガラスをしょっちゅう割ってる病棟なんていうのは、古くて狭い病棟でしたよ。病院建て替えて、広くなってからの入院病棟で、窓ガラスを割ろうとした、なんて話は一度もなかったんじゃないかな。薬がよいものになってきた、というのもあるんでしょうけど」。

有効な薬物もなく、療養環境もよくない中で、マツヤマさんは先輩から伝えられる看護をそのまま実践するしかなかった。「抑制なんていうのは当たり前ですからね。精薄の患者さんが騒いだときは、食堂の真ん中にある大きなホールの柱に、紐で縛りつけるんです。当時50代くらいの患者さんだったかな。ホールの真ん中にある大きな柱。場所が決まってる。下におむつを敷いてね、そこに縛る。そうすると、最初わぁわぁわぁ騒いでてね。そのうち失禁して、ほど経つとね、ものすごい汗かいてね。落ち着くんですよ。疲れるんでしょうねえ。縛ってる紐を取ろうとして動くからかはわからないけど。『落ち着いたから外しますよ〜』って感じでね。後はもう紐を解いて、自由ですよ」。

後にマツヤマさんは、行動制限についての臨床看護研究に取り組み、院内で発表を行っている。「院内の研究発表会で『保護室か、抑制か』っていうシンポジウムをやるっていうんで。『間違いなく保護室のほうがいい』との立場で発表をしました。制限された行動の中での生活は、まだ保護室のほうがね、身体

的には動かせるわけだし」。

　そして、その根拠として、当時勤務していた60床程度の閉鎖病棟の死亡例を調べてみたところ、驚くべき実態がわかった。「抑制外してから1時間後の死亡例として、6例、8例か10例か。正確な数字は記憶にないんですけど。そんな数字が出てましたよ。抑制していた患者さんは若い子から年寄りまで、何人もいるけど。若い人もいました。『トイレ行きたい、トイレ行きたい』って言うのを、若い子は我慢してるわけでしょ。20代の子が、抑制取って、駆け込んでトイレに行って、それから戻る途中に廊下でばたんと倒れた、と。それで死亡したとか。でも当時は、急性心不全とかなんかで処理されちゃうという形で終わっていたんです」。

　現在では、身体抑制は深部静脈血栓症が肺梗塞などの重篤な合併症をきたすことが知られている。当時はまだそれは知られておらず、マツヤマさんは、予想外に多い数に驚き、発表を終えた。そしてこの結果は研究発表会の冊子としてまとめられ、関連する医療機関などにも配布されたという。

　このように、行動制限への問題意識を深めてきたマツヤマさんは、以前の、抑制しかなすすべがなかった看護について、どのように考えているのだろうか。まずは、働き始めた当時の気持ちを聞いてみた。複雑な心境が語られるかと予想したところが、あっけらかんとした口調でマツヤマさんは言った。「行ってみたら、おもしろくって、おもしろくってね。おもしろいってのは、見ることやることなすことさ。それがおもしろかったの」。

　続いて、抑制についての抵抗感について尋ねると、マツヤマさんは明確に否定した。「いや、私はそのときには、何も感じませんでしたね。精神科っていうのは、こういうものなんだ、って感じですね。いや、それは『え？　なんで縛んなきゃなんないの？』とか、『なにも、こんなふうな縛り方しなくたって、なんとかもう少し方法がないのか』というような考えはありましたよ。だけど、やっぱり周りがそれを良しとしてやってることなんだから、『それでいいんだ』と。で、先輩からは、『こうやるのよ』『ああやるのよ』って、縛り方まで教わるわけですから。我々はその古い看護者から教わって、仕事をしてるわけですから。だから、『教えないよ』って言われたら困っちゃうし。『え、なんでこんなことするんだろ

う』と思っても、『ああやっぱり、暴れる患者さんを押さえるには、これっきりないのか』とかね。なっちゃいますよ」。

精神科医療に対しては人権擁護の見地から多くの批判が寄せられているのは、周知の事実である。その中で、抑制は、基本的人権を侵すものとして、真っ先に批判が向けられる、本来あってはならない行為である。これらの批判について、マツヤマさんはその正しさと社会への貢献を認めながらも、複雑な気持ちも吐露していた。

「大熊さんの一件だとか、宇都宮病院事件^{❖1}のことなんかが相当に影響してますよね。あれでね、時計の振り子が逆になったんで。とにかく、ああした事件のおかげで、患者さんが、自分たちの人権を取り戻したっていうのは、すごくあると思いますよ。でもね、今度は、精神病患者さんが大きな事故起こした。そんなことがあると、みんなが、わ〜っと『だったら、隔離しろ』ということを、要求してきますよね。それで『病院に入れとけ入れとけ』となったら、今度は今んなって、保険が赤字だ、云々だ、って。『とにかく、社会的入院は減らせ』つってね。これで、精神病院の患者さんが、相当悪質な事件を立て続けに、5例くらい起こしちゃったらね、また世論は変わっていくのかな、と。ねえ。時計の振り子ですよ。本当に。世論によって、あっち動かされ、こっち動かされしてねえ」。

マツヤマさんが精神科病院で働いてきた40年以上の月日は、まさにこの大きな振幅の中にあったといえる。患者も医療者も翻弄された結果、患者が不利益を被っていないか、マツヤマさんは問題を感じていると述べる。

「今どき、長期に病院に入れられてた患者さんがね、退院しろっていったって、保護者はいないわ、自分は高齢だわ、収入はないわ、ね。アパート借りるっていったって、身元引受人なってくれる人いないわ。そんな状態になったらねえ」と言ったきり、マツヤマさんは、そのまま押し黙ってしまった。

マツヤマさんは行動制限を始め、患者の人権について社会の厳しい目が注がれる中で、批判を受け止め、自らも研究発表を行うなどして、よりよい看護を

❖1──1983（昭和58）年に栃木県宇都宮市にある精神科病院報徳会宇都宮病院の看護職員が入院患者2名をリンチして、死亡させた事件。翌1984（昭和59）年3月14日の朝日新聞の報道で世間の注目を集め、同年3月29日、栃木県警は看護職員ら5人を傷害致死容疑で逮捕した。

目指してきた。一方で、世間の身勝手を喝破し、現状の精神科病院の在り方が、本当に患者の役に立っているのかどうか、鋭く吟味する。過去の看護についての率直な語りの背後には、患者にとって本当によい看護を問い続ける、マツヤマさんの情熱がなせるわざである。

> **投企2：患者を深く理解する者であるために、**
> **　　　　患者の病気よりも苦痛を思いやる**
>
> 　マツヤマさんはあるとき患者から暴力を受け、強い衝撃を受ける。患者の病状によるものと割りきるほうが気持ちは楽になるはずだ。しかし、マツヤマさんは、あえてそのように考えようとはしない。患者のこれまでの経過を詳しく知り、読み解き、暴力を引き起こした患者の苦痛のもとを探そうとした。

　マツヤマさんは精神科病院で複数の部署を経験した。まだ管理職になる前に勤務した病棟の1つが、作業療法病棟と呼ばれる病棟であった。「作業療法病棟っていうのがあったんですよ。全員病院外へ作業に出る病棟がね。もう作業をしていい、って状態になると、よその病棟からこの病棟にまわってくるんですよ。それで病棟変わってきたら、ある程度——1週間から10日くらいは、様子を見ますよね。で、どういう会社に行くかっていうのを話し合って、本人の希望も聞いて、決めていくわけです」。

　この病棟の患者は皆、日中は授産所や、精神障がい者を受け入れる工場や会社に働きにいっていたが、中にはうまく行き先が決まらない患者もいた。印象深い体験として語られた話の1つが、行き先が決まらない状態の男性患者に殴られた体験であった。

　その事件が起きたとき、マツヤマさんは患者がレクリエーションでマージャンをしているのを見ていた。「男子の患者さんたちは、マージャンをやるんですよ。私もマージャン大好きですからね。仕事の手のあいた時間帯なんて、たまたま眺めてたんですよ。やってるのを」。マツヤマさんは「マージャン大好き」の部分を、楽しそうに笑いながら話した。

　「そのときにね、私があくびをしたらしいんですよ。たまたま後ろで見ててね。

眺めながらね。そうしたらね、その真っ正面に座ってた患者さんがね、『疲れちゃったから、やめていいですか』って言うんですよ」。周りで見ていた1人の患者が交代し、その患者はマージャンの卓から離れ、マツヤマさんに接近してきた。

「で、『看護婦さん、ちょっと』って言うから、『どうしたの？ 疲れてるんだったら、休んでも構わないよ、もう早く寝ちゃったっていいんだから』なんて言って。夜。夕飯終わってからですからね。7時頃かなあ。『もう横になってても構わないのよ』って話をして。でね、『腕がちょっと変なんですけど見てください』って。『どうした？ 何か引っ掻いた？』なんて言ってね。私は近寄る、向こうは腕をもって寄ってくる。それで、ば〜んと、一発。突然きたんですよ、顎にね」。

思わぬ暴力に、マツヤマさんは驚きながらも、その場を収めるよう対処しなければならない。「びっくりしちゃって。『何か失礼なことでも、言ったのかね〜、私』ってね。その相手も、何も言わないですよ。あのときは管理職じゃなく、ヒラのスタッフでやってたときですからね。当直医と看護当直に報告して。『ああ、とにかくよだれが出るほど痛いわ』って言って。だけど、『仕事放棄するほどじゃないから、いいよ、このままで。仕事は大丈夫だよ』って」。このように言い、マツヤマさんは勤務を続けたという。

しかし、暴力行為に及んだ患者の処遇が問題となり、当直医が患者に事情を聞いた。「問診をしたけど、なんにも言わないんですよ。患者は30代くらいかな。『まあ、少し様子見るかい？』って言うからね、『私は構わないですけど』って言ったら、管理当直の婦長さんが、『冗談じゃないよ、先生！ 開放病棟で原因がわからずに突然暴力振るわれるなんて。この後も同じことが起こんないとも限らないんだから、とにかく（閉鎖病棟に）戻してください』って、手続きとってくれたんですけどね」。結局、安全管理上の判断から、患者は閉鎖病棟に戻ることになった。

患者が前の病棟に戻ったことで、男性とマツヤマさんのかかわりはいったん途絶えたが、マツヤマさんの気持ちは晴れず、暴力行為の理由を知りたいと考え続けた。「なんで殴られたんだろうって、原因がわからなかったから、すごく私も悩みましたよ。結構私も、言葉遣いも乱暴だし、すぐ患者さんと友だち関係の仕事をしますからね。患者さん対看護者というよりは、そういう会話にもって

いっちゃうほうだから。だから、マージャンのときも冗談言いながらね。そんなことやってたんで」。

　その手がかりはあくびしかなかった。「私が思い当たる原因は、あくび。それっきりないし。過去の記録を、前の病棟で調べてもらったんですよ。でも、あの当時は、カルテが厚いでしょう。だから、体験を聞いたほうが早いんですよね。その職場でいっしょに仕事してた看護婦さんに、『あの人どうだった?』っていう感じで。そうしたら、『そういえばあの人ね、あくびでね、なんか、荒れたことがあったよ』って。『追っかけまわされた看護師がいたよ』って話になったんですよ。とは言え、あくびで殴られるってことも考えられないなあ。あくびで追いかけまわすのもおかしな話だし、って思っていたんですけどね。そうしたら、移った先の病棟でまた同じようなことが、あったんですよ」。

　殴られた原因があくびであったと理解したマツヤマさんは、患者の状況を慮った。「相当あくびに何かあったんでしょうね。妄想っていうんではなくてね。何か本人にとっては、耐えられないような苦痛があって、殴ったのでしょう。人には言わないですからね。そのことに関しては。ずっと言わなかったそうですわ。あくびをしたからやったっていうことはね。職場もまだ決まってない時期。うちの病棟に降りてきてそんなに時間が経ってなかった患者さんですからね。そんな職員と交流があったわけでもないし。言えなかったんでしょう」。

　マツヤマさんはここで、妄想という言葉を否定し、「耐えられないような苦痛」と言い直している。マツヤマさんの関心は、病状との関連よりも、患者の苦痛にある。また、マツヤマさんは患者の暴力にはなんらかの理由があると考える。患者の暴力行為を単なる症状と見ずに、何が彼を突き動かしたのかを探求するのが、マツヤマさんの実践であると考えた。

投企3:自死をする患者の苦しみに近づくために、
**　　　　防げなかった自死を嘆き続ける**

　マツヤマさんは、患者の自死をいくつも経験してきたが、「やむを得なかった」とあきらめる態度は選ばない。それぞれの人の死に至るまでの苦痛を思い描いて語り、その苦しみに近づこうとするようにみえた。

マツヤマさんは精神科病院に勤務した30年以上の間に、自死した患者と何人もかかわった。「私が婦長やってるときに、焼身自殺(ママ)、入水自殺、鉄道。飛び込み。服薬。もういろいろとありましたよ。自分が勤務中にじゃなくても、自分の病棟でっていう経験もね」。そして、何人かの、忘れられない自死について語った。

　「こうゆう仕方っていうのもあるんだと思ったのよね。ちり紙を飲み込んで死んだの。布団をたまたますっぽりかぶって寝る習性のある患者さんだったんで、みんな布団かぶって寝てると思ってたんですって。それでねえ、朝その起床時に、起きてこないっていうんで、布団まくったら、ステってたと。ちり紙が、口にも入ってたし、周りにもいっぱい。相当苦しい思いをして飲み込んだんでしょう、胃袋もいっぱいにして。だって、うまく肺のほうにだけ入れて、気道詰まらせるような飲み方なんて、できるわけないんですもんね」。

　「下着のシャツの袖と袖とを縛って、窓の鍵のところにね、首を吊ったと。低い位置だったから、身体が浮いたんじゃなくてね。だって首吊りっていうのはね、30cmあればできるっていうのよ。やろうと思えばね。だから、本人はそこで、自分は死にたい一心でやってるんだろうから」。

　語られた死は、いずれも一瞬で死に至る死に方ではない。マツヤマさんの口調にはそこまでして死のうとする、患者に対する感嘆さえ感じられた。「死にたい一心」という表現は、ひたすら死に向かう強い意志と衝動の理解から出てきた言葉であろう。

　また、この2件ともが夜間の自死であり、夜間の巡行にはいくつかの困難があるとマツヤマさんは指摘した。「夜の巡行っていうのは問題あるんですよね。元気に息がされて、寝てるかどうかっていうのを、どうやって確認するって、確認のしようがない部分ってのがありますよね。そのつどね、1時間ごとにまくって見るわけにもいかないし」。

　私も看護師長時代、布団をスポーツバッグで膨らませ、人が寝ているように見せかけたうえで、ロッカー内のフックにテレビのコードをかけ、正座した状態で首を吊った自死を経験した。マツヤマさんの夜間の巡行についての言葉は、

❖2──ドイツ語のsterben（死亡）から出てきた、いわば医療者の業界用語。人が亡くなることを「ステる」などという。

当時私が感じたこととまさに同じであった。

　そして、最も時間をかけて話したのが、外出先で焼身自殺を図った男性患者の話であった。病院では基本的に、外出に際しては、主治医と病棟の看護管理者の許可が必要である。手順としては、まず医師が病状を考慮して可否を判断し、主治医の許可があったものについて、看護管理者が看護の視点から可否を判断する。院外での自死の場合、外出許可をとって外出して実行される場合もあれば、無断外出の場合もある。マツヤマさんがここで語った自死は、許可を受けての外出先で行われていた。

　「私がいた男子の入院病棟の患者でした。外出して、外で灯油を買ってね。病院から近い駅前の広場で、灯油をかぶって、濡れて歩いてたっていう情報が入ってたんですよ。見た人の話では、灯油をかぶって火をつけて。30メーターくらい走ったそうですよ。やっぱり。つらくて。そんなの聞くとね、『あ〜、なんでもう少し、こっちが医者に食い下がってあげなかったんだろう』とかね。簡単に外出許可出しちゃってね。そんな行為になっちゃったわけだから。ただ、『外出、外出』って言う前に、『なぜこんなに外出をせっつくんだろう』とかね。うつ状態にあるということのね。本人の、そういうものを考えている、ということへの、そのかかわりがね。こっちでも、もてなかったんだろうとゆう感じはね。そのことだけにかかわらず、なんでもありますよ。なんであのとき外出オッケー、なんてね。先生が許可出してくれたんだからいいか、なんて曖昧にうなずいてしまったんだ、って。あれだけ死にたがってた患者がね、環境が変われば当然また、何か行為に及ぶっていうのは、看護者として理解はできたはずなんだから。なぜ先生ともう少し話し合わなかったんだろうとかね。なんだって医者の指示っていうのは、優先しちゃうでしょう。『先生はいいって言ったんだから、まあいいわ』って感じで。それは今も同じですよね」。

　マツヤマさんにとってこの自殺は、予想できたはずの自死であった。また、ためらっていた時間に止められなかったことも残念でならない。そして逡巡は続く。

　「濡れて歩いてたっていう情報が入ってたんですよ。だから、灯油をかぶっても、火をつけて実行するという前に、相当なためらい時間があったと思うんですよ。『灯油をかぶった、火をつけた』じゃないんですよね。だから、そうゆうもの

を、防いであげられなかったね、明らかにもう、自殺をしようということを、行為を行おうということはわかってるわけでしょう。そういうものを防いであげれない。まあ、それはあの、誰であっても防げなかったかもしれないしし」。

　マツヤマさんにとって患者の自死は、患者との関係性の決裂であるようにみえる。マツヤマさんは自死を防ぐことは難しいと考える一方で、患者に接近し、気遣うことを志向し、あきらめない。マツヤマさんにとって自殺は、そこに看護師の瑕疵があったかないかの責任問題ではなく、そこにかかわり、思いとどまらせようとあきらめないかかわりを、自らに問う問題なのである。

> **投企4：患者と親密な関係であるために、巻き込まれることを恐れない**
> 　マツヤマさんの看護は、患者との距離がとても近い。しかしそこに至るまでには、巻き込まれて釈然としないまま終わった経験もあり、巻き込まれることへの懸念もあった。マツヤマさんの語りからは、いろいろ悩みながらも、その懸念を乗り越え、患者との親密な関係を選んでいることが伝わってきた。

　マツヤマさんは精神科の患者への気持ちを、「患者さんって、おもしろいもんでね、一生懸命怒るとね、それは通じるんですよ。心配して怒ってくれてる、ていうね。ただただ、自分が悪いことした、悪いこと言ったことで怒られる、どなられる、っていうのは、反感をもちますけども、『もう、あなたのやってること、言ってることが心配で心配で。だから怒るんだよ』っていう怒り方が、相手に伝わると、どなられてもなんでもね。親近感をもって、いろんな話をしてくれるとか」と語った。

　こうした親近感を大事にするマツヤマさんであるが、それゆえ知らず知らずのうちに患者に入り込みすぎた経験もあるという。「私が開放病棟で婦長やっていたとき、入院してきた40代くらいの女性でした。本人が言うのには、『とにかく私の生活環境を見てほしい』と。要は私にうちへ来い、と言うんですが、家は本州ではない、遠いところだったんですよ。良いうちのお嬢さんで、何不自由なく育って。わがままいっぱいの人でした。結果的に私は、のめり込んでいっちゃったんですよね。うちに行っちゃった。向こうの父親が、飛行機の切符から、

何から手配してきたんですよ。泊まるホテルまで。とにかく来てほしいって」。

　マツヤマさんはこの希望を拒否できず、飛行機に乗り、一泊で家に行ってしまう。「なんで自分の環境見てほしいって言ってるのかね。それの基礎にあるものを、私は了解できない。理解できなかったんでしょうね。おそらくね。入院からそんなに日にちの経っている患者さんじゃなかったし、たまたま『来てくれなかったら、その、死んじまう』というような形にもってこられちゃって。私が行かなかったことで本当に死なれちゃったら大変だ、と思っちゃったんですね」。

　マツヤマさんは今も、その患者が自分を遠方の家に招いた理由はわからないままである。「娘は精神病というよりはアル中だというのがお父さんの言い分なんですけど。うちの病院ではそんなに、長くいたわけでもないし。本人が見てほしいって言うのは、なんだったのでしょうね。いいところで生活していて、アルコール中毒なんかになるはずはないということが言いたかったのか。そのへんがいまだにわかんないですよ。おそらく、今いう人格障害みたいなんだろうと思うんですよね。精神科の看護婦さんって、結構あるんじゃないですか? そうゆう、巻き込まれ症候群じゃないけど。たまたま、いっしょに生活してる、なんて聞くこともありますからね。患者さんと。いまだに、なんでああなったのか。わかりませんよ」。

　この女性とのかかわりを振り返るマツヤマさんは患者との距離が近く、のめり込んでしまう自分も自覚している。他方、マツヤマさんは、そうしたかかわりを決して否定的にはとらえてはいない。その、距離の近さがうかがえる語りが2つあった。

　「うるさい患者でね、しょっちゅう人のケツ追っかけまわすから、『ああもう、好きなように追っかけまわせ』って言ってね。私が看室で記録を書いたりなんだりしていると、そばに来てね、ウンチングスタイルじゃないけど、そんな格好で座って、こっちの仕事が終わるまで、ちゃんと黙って待ってるんです。それでこっちが動き出すと、いっしょになってくっついてきてとか。そうゆうの、わきまえね。そうゆう患者さんなんて見ると、本当にかわいいと思っちゃいますね。えこひいきになっちゃうのかな、とも思うけどねえ」。

　「『退院したら、何してほしい?』なんて言ってね、たまたま話をするでしょう。

だけどそれは、もうその時点でかかわりすぎちゃってるのよ。状態が悪いんだから、私がこの病棟にいる間は退院なんて無理だろう、とわかっているんだから。ところがね、思ったより早く施設に行けるようになったとかね。たまに本当に出ていくんですよ。そんな患者の中に、『退院するとき、おにぎりが食べたい』って言った患者がいるんですよ。だから、『わかった』って。覚えているかいないかはともかく、その退院の日にね、ちっちゃいおにぎりを2個つくって持ってって。そうしたら、『覚えてくれてたんですか』ってね。その、僕との約束をね。『もう、すっかり僕は忘れられてると思ってました』なんて言って、喜んで持って帰ってくれましたけどね」。

　いずれの場面の語りでも、マツヤマさんは相好を崩し、その表情からは、心から患者をかわいく思う気持ちが伝わってきた。しかしその一方で、マツヤマさんは自分が患者にかかわりすぎていないか懸念してもいる。そしてこの2人の患者とのかかわりについて、こう締めくくった。「ああいうのはやっぱり、かかわりすぎのね、1つになるのかなあ、なんてねえ。そこまではやることない、っていうのがね。普通なのかな、という気もしたりね。難しい、難しい。そういう意味では」。

　マツヤマさんは長い看護経験をもち、病院ではその「かかわりすぎ」を指摘する人はいなかったと笑う。マツヤマさんは周囲の批判を気にせず、マツヤマさん自身の看護を存分にできる位置を確保していた。「指摘はされたことないです。私自身が、思うことで。ええあの、私には言わないですよ、みんな。ヒラのときからそう。それがね、おもしろいよねえ。やっぱり。私の性格が、そうなのかどうなのか。とにかくぎゃーぎゃー文句たれるから。無難に当たらず障らずにしといたほうがいいと思って、みんなそうしてたんじゃないんですか」。

　マツヤマさんが繰り返し語った「かかわりすぎ」への懸念は、マツヤマさん自身の内面から出てくる懸念であった。看護師の道を歩み始めたときから、私たちは繰り返し患者との距離を取り、感情的になりすぎないようにと、指導されてきた。そして、やがてその距離を縮める人、さらにおく人、看護師それぞれの個性が、その看護を分けていくようにみえる。様々な懸念をもちながらも、患者との親密さを大切にする、その距離感の近さこそ、マツヤマさんならではの看

護であると感じた。

投企5：重荷を背負って働く人を支えるために、若い同僚を思いやる

　マツヤマさんの職場には、掛け持ちで働く人が多く、それぞれに生活に事情があることが察せられる。マツヤマさんはその人たちの過労を心配し、食事を持ってきたり、長く仮眠をとらせてあげたりしている。マツヤマさんの言葉の端々から、後輩への思いやりが伝わってきた。

　マツヤマさんは現在も仕事を続け、看護師歴は50年を越える。腰痛がきっかけとなって就職した精神科病院には結局30年ほど勤務し、副看護部長まで昇進した。定年を迎えた後、別の精神科病院に勤務し、すでに数年経っている。そこは、高齢の看護職がめずらしくないという。

　「64歳の誕生日1日前で定年退職して、2年休んでました。66歳で働き始めて、ずっと常勤パート。20日間勤務するっていうのが最低限の条件で、夜勤が2回以上やれるっていう条件。看護職でいちばん上は79歳。いちばん若いのは、おそらく、30代後半じゃないかなぁ」。

　マツヤマさんは現在、慢性期の病棟に勤務しており、常勤者が非常に少ない環境にある。話を聞いたのは、月の終盤、末日の2日前だった。にもかかわらず、来月の勤務表は出ていなかった。

　「慢性の開放病棟。女子だけ。まあ、36床ですからね。それでもね、36床満床になるってことは、まずないんですよ。だいたい稼働は30床前後ですね。常勤は、補助さん入れて、4人きり。だからね、大変ですよ、婦長。バイトの人たちが自分の職場の勤務表ができて初めて、自分がどっかでバイトをやれるっていって、こっちに連絡よこすわけだから。『なるべく早めにしてね』って婦長は頼んではいるけれども。やっぱり遅くなっても、頼んで来てもらわないことには、どうしようもないから。ぎりぎりになって、勤務表が31日にできるとか。そんなことはざらですよ」。

　この「バイトの人たち」の中に、マツヤマさんがとても気にかけている30代後半の女性看護師がいる。広げた勤務表の名前の部分を指さし、マツヤマさん

はこの女性について話した。

「このお嬢さんが、夜勤8回バイト来てるんですけどね。常勤で精神科病院に勤めてて、夜勤バイトでうちに8回入って、そのほかに老人病院にバイトに行って。ほとんど帰ってないですよ、うちに。子どもが高校生になったかくらいで。まあ、いくつくらいの結婚か知らないけどねえ。今は1人。子どもはお母さんに預けてね。仕事しまくってるんですよ」。マツヤマさんは息をついて、「な〜んでそんなに働くことばっかり考えてるのか」と苦笑した。

マツヤマさんが教えてくれた女性の働き方は壮絶だった。「ここで8回夜勤なら、自分の病院でもそのくらいしているわけなのよ。そこの仕事も、ちゃんとやっている人だから。それで、ここのバイトが終わるでしょう、夜勤が。そうすると、明けてから、すぐに別の老人病院で、月に1回か2回、時間のバイトをさせてもらうんだって」。

あまりのハードワークに驚きの声をあげた私を見て、マツヤマさんはこう言葉をつないだ。「だからねえ。『あんた死んじゃうよ』って私がよく言うんですけどね。私はだいたい4回から5回、月に夜勤が入るんですよ。バイト同士のこともあるから、気の毒に思うから、バイトの人を先に寝せちゃう。その人とバイトいっしょになったときは、おにぎり握って持っていってあげたりね。『あんたご飯食べてないだろう』ってね。笑うんですけどね」。

すでに70代に手が届こうとするマツヤマさんが、30代後半の若い看護師を思いやり、先に仮眠をとらせたり、おにぎりを持っていく。その姿を想像して温かい気持ちになるのは、私だけではないだろう。

マツヤマさんは、決して女性看護師の身の上を深く知っているわけではない。しかし、何かの事情を抱え、必死に働いている後輩に対して、マツヤマさんは彼女を気遣い、いたわろうとする。70歳近くなっての夜勤は、たとえ余裕のある勤務だとしても、決して楽ではないはずだ。マツヤマさんは、自身の身体的な限界を少し乗り越えてでも、何かを背負って働く人を楽にしたいと願う。この姿勢は、マツヤマさんの看護にもつながっている。

5 マツヤマさんの根源的選択： 保身に走らず、目の前にいる人の困苦に手を差し伸べる

　「第3の契機」で記述された5つの投企に、「第1の契機」「第2の契機」を合わせて分析し、マツヤマさんの根源的選択を明らかにする。なお、本研究では根源的選択を、「生い立ちや生きた時代を通じて我がものとした、状況に対する態度」と定義している。

　マツヤマさんの根源的選択は、「保身に走らず、目の前にいる人の困苦に手を差し伸べる」態度である。マツヤマさんは、時に自分を追い込みながら、困苦を抱える患者や同僚の力になろうとしていた。以下、マツヤマさんの5つの投企[表1]から、この根源的選択がどのように導き出されたかを記述する。

■■■「投企1：患者の側に立つために、学び、自分の経験をありのまま語る」 について

　マツヤマさんは、精神科医療において、なお苦しんでいる患者のために、自分が見てきた精神科医療の現実を語ることを選んでいる。

　マツヤマさんが問題に感じているのは、抑制に代表される行動制限や、狭いところに多くの患者が詰め込まれていた環境だけではない。行動制限や長期入院に対する批判が後押ししてきた退院促進についても、あえて疑問を呈している。「今どき、長期に病院に入れられてた患者さんがね、退院しろっていったって、保護者はいないわ、自分は高齢だわ、収入はないわ、ね。アパート借りるっていったって、身元引受人なってくれる人いないわ。そんな状態になった

[表1]マツヤマさんの投企

投企1	患者の側に立つために、学び、自分の経験をありのまま語る
投企2	患者を深く理解する者であるために、患者の病気よりも苦痛を思いやる
投企3	自死をする患者の苦しみに近づくために、防げなかった自死を嘆き続ける
投企4	患者と親密な関係であるために、巻き込まれることを恐れない
投企5	重荷を背負って働く人を支えるために、若い同僚を思いやる

らねえ」。

　理念としての退院促進がいかに正しくとも、長年精神科病院で暮らし、そこになじんだ患者にとって、外の世界への不安は強い。もちろん、そのようにしてしまったのは過去の精神科医療であり、「加害者」である精神科医療の側からは、退院促進に異を唱えにくい。

　しかし、いかに状況が改善したとしても、過去にもたらされ、定着した患者の不安は拭い去れない。結果として、理想と現実の狭間で苦しむ患者が多数出てしまった。マツヤマさんは、そうした困苦を抱えた患者をしっかり見据え、保身に走ることなく、現実を語っていた。

■■■■「投企2：患者を深く理解する者であるために、 患者の病気よりも苦痛を思いやる」について

　マツヤマさんは、「どうせ妄想だから」と割り切って自分を納得させるのではなく、殴られた理由を追求する。そして、原因が自分のあくびにあったと理解し、そこに患者の困苦を発見するのである。

　残念ながら、精神科看護の現場において、患者による暴力はめずらしいものではない。殴る、蹴る、引っ掻くなどの肉体的暴力、暴言という言葉の暴力。私も様々な暴力被害にあってきた。こうした被害にあった際、自分の対応に瑕疵がなかったかを、多くの看護師が振り返る。マツヤマさんも例外ではなく、殴られた後の心境を、「なんで殴られたんだろうって、原因がわからなかったから、すごく私も悩みましたよ。結構私も、言葉遣いも乱暴だし、すぐ患者さんと友だち関係の仕事をしますからね」と語った。

　こうしたときの心理的な防衛として、病気や症状に焦点をあてる医療者は多いのではないか。同僚とのやり取りでもそのように思うのだが、私自身も大いに思い当たる。

　精神科訪問看護で働き始めてすぐに、1人の利用者から「薬を盗んだ」「薬泥棒」と何度ものしられ、関係が築けなかった記憶がある。この「薬泥棒」の汚名は完全なる言いがかりなのであるが、それでさえ、自分が拒絶されるに足る、何か失敗をしたのではないかと、つらい気持ちになってしまった。そのネガティ

ブな気持ちを振り払うのに、「妄想なんだから仕方がない」と何度自分に言い聞かせたことだろう。

「妄想なんだから仕方がない」あるいは「病気だから仕方がない」という理由づけは、自責感から解放されるための、数少ない逃げ道、である。マツヤマさんは、保身に走らず、この逃げ道を自らふさぐ。そしてとことん理由を考え、ようやく「あくび」という理由に行き着いたのだった。「相当あくびに何かあったんでしょうね。妄想っていうんではなくてね。何か本人にとっては、耐えられないような苦痛があって、殴ったのでしょう」。

マツヤマさんの納得は、患者の困苦を深く考察し、それを引き起こすものに気づくことである。そこに行き当たるまで情報を取り、考え抜くのが、マツヤマさんの看護だといえる。

■■■■「投企3：自死をする患者の苦しみに近づくために、防げなかった自死を嘆き続ける」について

マツヤマさんは、自死をした3人の患者の死を語っている。これらはすべての例で、患者の困苦をまっすぐとらえた語りになっている。

この中で、マツヤマさんは、外出の承認手続きや夜間の巡視（巡行）などのリスクマネジメントの不完全にも言及するが、防げなかった自死を嘆くのは、それが理由ではない。「あれだけ死にたがってた患者がね、環境が変われば当然また、何か行為に及ぶっていうのは、看護者として理解はできたはずなんだから」との言葉に込められるように、患者を理解できなかったことに、原因を求めていく。

一方で、マツヤマさんは、防ぎきれないことも理解し、逡巡する。「明らかにもう、自殺をしようということを、行為を行おうということはわかってるわけでしょう。そういうものを防いであげれない。まあ、それはあの、誰であっても防げなかったかもしれないし」。マツヤマさんは、揺れ動きながらも、あきらめという保身には走らない。そして、患者の困苦を思い、自死を防げなかったことを嘆き続ける態度を選んでいた。

■■■■■「投企4：患者と親密な関係であるために、巻き込まれることを恐れない」
　　について

　マツヤマさんは、患者との距離を縮めすぎ、失敗したと感じているかかわりについて語っている。しかし、結局は患者との親しいかかわりが語られ、病歴の長い患者の困苦を思い、わかればこそ、親密なかかわりが生まれるようにみえる。

　長期入院の時代、患者の病歴は長く、精神科疾患ならではのスティグマは深刻であり、家族とのかかわりを断った患者も多かった。一方、マツヤマさん自身も、家族との関係は複雑であった。「父が酒乱傾向にある人だったのね。私、中学卒業するまで、暴力振るわれてたから。だから、私には早くうちを出たいって意思もあったし」（p.21『第1の契機』）とマツヤマさんは語る。こうした背景を考えるとき、マツヤマさんが帰る家を失った患者と育んだ関係は、「かかわりすぎ」のひと言では片づけられない重みをもっている。

　一方で、患者との距離を縮めた場合、看護師が傷つくリスクを負う面もある。その意味では、距離を取り、深入りしないほうが無難なのは間違いない。保身に走る看護師は、間違いなく、患者に深入りするのを避けるようにみえる。

　マツヤマさんは、こうした保身に走ることなく、患者に近づき、その困苦をしっかり見据えている。

■■■■■「投企5：重荷を背負って働く人を支えるために、若い同僚を思いやる」
　　について

　マツヤマさんは、自分よりはるかに若い30代後半の同僚への温かい気遣いを語った。「だからねえ。『あんた死んじゃうよ』って私がよく言うんですけどね。私はだいたい4回から5回、月に夜勤が入るんですよ。バイト同士のこともあるから、気の毒に思うから、バイトの人を先に寝せちゃう」。

　シングルマザーの同僚は掛け持ちで働き、マツヤマさんには、十分な休養がとれないようにみえる。一方で、マツヤマさんも若くはない。70歳を間近にし、夜勤をすることだけでも、身体的な負担は大きい。マツヤマさんはその負担を押して、ハードワークの同僚を思いやる。そして、十分な仮眠がとれるよう先に

寝かせ、おにぎりを持参して夜勤に臨むのだった。

　マツヤマさんはこの同僚について多くを語らない。ただ、「子どもが高校生になったかくらいで。まあ、いくつくらいの結婚か知らないけどねえ。今は1人。子どもはお母さんに預けてね。仕事しまくってるんですよ」という言葉から、なんらかの事情を抱え働かざるを得ない人として、同僚を見ていることは伝わってきた。稼ぐために働く人に対し、マツヤマさんは温かいまなざしを注ぐ。

　マツヤマさん自身、もともと看護職を目指した動機は、経済的理由の要素が大きかった。看護職となったときの喜びを、マツヤマさんは何よりもまず、稼げるようになったことだという。「17歳で資格取ったら、准看でね。一応お金がもらえるようになったわけ。たとえ6、7千円のお金でもねえ。もらえるようになったわけだから。そしたらもう、遊ぶのがおもしろくてねえ」（p.22「第1の契機」）。

　さらにマツヤマさんは一度看護の仕事から離れた時期がある。多くのお金を稼ぐため、おにぎり屋に転身したのである。この仕事は長くは続かなかった。1年ほどで客に多くを望まれる仕事に限界を感じ、再度看護師に戻ることを決めた。

　マツヤマさんが困苦に深く思いを寄せるのは、患者だけではない。同僚に対してもまた、マツヤマさんは、自分のことは後回しにして、その困苦をやわらげようとするのである。

〈引用文献〉
1）──『看護教育』編集室 編：准看護婦問題調査検討会報告：資料と解説, p.103, 医学書院, 1997.
2）──氏家幸子：看護教育の変遷. 日本看護歴史学会 編：日本の看護120年─歴史をつくるあなたへ, p.69-96, 日本看護協会出版会, 2008.
3）──文部科学省：2019年度学校基本調査, 2019.
4）──粕田孝行：青年看護師、精神看護の荒野を行く！─精神看護のアイデンティティを求めて, p.39, 学習研究社, 2003.
5）──前掲書4), p.44.
6）──新村 出 編：広辞苑 第六版（電子辞書版）, 岩波書店, 2008.
7）──Sartre, J.P.（伊吹武彦ほか 訳）：実存主義はヒューマニズムである. 実存主義とは何か, 増補新装版, p.42, 人文書院, 1996.

III

アイザワさんの
人生と看護

1 インタビュー当時のアイザワさん

■■■ 1 インタビューの導入

　アイザワさんは1964（昭和39）年生まれ。2011年春のインタビュー当時47歳になる女性であった。子どもはおらず、夫との2人暮らし。離島の高校を卒業後、准看護師養成所、2年課程3年制看護専門学校（定時制）を経て看護師となった。

　アイザワさんは准看護師学校時代からキリスト教系の病院で働き、進学を機にがん専門病院に移った。現在は250床程度の地域病院に勤務し、十数年が経つ。外科系、内科系、緩和ケアと様々な病棟で経験を積み、インタビュー当時は訪問看護ステーションの管理者を務めていた。

　アイザワさんと初めて会ったのは、お互いが20代の頃だった。以来、季節の挨拶を交わす程度だったが、2003年に私が緩和ケア病棟の設立準備をしていたとき、当時アイザワさんが主任として働いていた緩和ケア病棟を見学させていただいた。

　フィールドノートには、以下の記載がある。

> 自宅マンションにうかがい、広いダイニングテーブルに向かい合ってインタビューを行う。ダイニングテーブルの上にはチビという老猫がいて、寝息を立てて寝たり、アイザワさんにかまってほしそうに身体をすり寄せたりしている。アイザワさんの携帯電話が鳴り、アイザワさんが応ずる。この間、私は老猫のチビをかまう。

　子どもがなく夫婦2人で暮らしていることや、猫を飼っていることなど、私とは共通点が多い。久しぶりの会話であったが、久しぶりという感覚は薄く、すぐに互いの近況を話し合った。

■■■ 2 部下を守る管理職でありたい

　インタビュー当時、私は管理職の仕事を辞めて丸2年経っていた。同年代で

管理職としてバリバリ働いているアイザワさんをまぶしいような気持ちで見ながら、管理職当時を思い出すことが何度もあった。アイザワさんが管理者である自分をどのように考えているのか、問わず語りに語られた言葉に、とても感銘を受けた。

　まず、アイザワさんは管理職になったことを、肯定的にとらえている。「年をとっていくって言ったら変だけど……。人生を重ねて行くうえで、人を指導するっていうと、おこがましいんだけれども、やっぱりそれっていうのは、生きている自分の役割だし。やっぱりそれは、やっていかないと。先輩にいろいろ教えてもらったことへの恩返しにはならない、っていうのは思います。やっぱりいますよ、同僚の中で、『私、役職大変だからやりたくないです』って言って、昇格試験まったく受けてない人もいるし。でもそれはまあ、その人の人生で、いいと思うんです。それを否定とか、こうしなきゃ、みたいなことは思わないんですけど」。

　そして、アイザワさんの管理職像は非常に明快だ。「私いつも思うんだけど、やっぱりスタッフたちを守れるのは、やっぱり自分たち管理職になる人たちじゃないですか」とはっきり言いきった。

　「もちろん管理職になれば経営者側という位置づけにはもちろんなるんだけれども。でもやっぱり部長クラスの人たちが、通常であれば経営者みたいな位置。その下に私たちがいて。で、主任以下のスタッフたちがいるっていう感じじゃないですか。でもやっぱり主任以下を守れるのは、やっぱりそこの小さな単位の、科長しかいないんだよね。現場をよくわかっていて、その現場の声を聞ける。それを聞いて、苦しいのもいっしょにしながら、喜びもいっしょに、みたいな。そういうところで、『あなたたちがいるから、ここがもってるんだよ』みたいなことを言ってあげれるのは、自分しかいないじゃないですか」。

　このように考えるベースには、進学コースに行くために転職した病院の影響があったという。「あそこは組合が力をもっていて、労働者の権利みたいなことをきちんと主張してやるし。常に日常の仕事の中でも、先輩とかが、『あなた、もうこんな時間だけど、本当にいいの?』と聞いてくれて。『もうかなり超勤になってるんだから、この仕事は、誰か次の人に、させられないのか』っていうようなことを、わざわざ声をかけてくれたんです。もう、それが普通の世界で。有休休暇も、なんとか消化していく方向になっていて。当時の婦長とか主任さんたち

からも、『あなたこれだけ有休残ってるけど、いつまでに消化できるの?』みたいなこと聞かれて。『この日、有休使ったらどう?』とかね。わざわざ向こうのほうから言われてるところに、私はいるんですよ」。

　大切に人を使う職場にいたからこそ、アイザワさんは管理職として人を大切にできる。様々な例外はあるだろうが、アイザワさんについていえば、環境と看護管理観は強い関連があると感じた。育つ環境の大切さを、改めて考えさせられた。

▬▬▬ 3　労務管理の現実

　しかし、今勤務している病院は、そこまで労働者本位の職場ではなかった。アイザワさんは、今働いている訪問看護ステーションの前、緩和ケア病棟でも、実質的な管理者として働いていた。

　「それが当たり前だと思っていたのが、今の病院に来てかなり違いました。なんて言うのか、『家庭的な』って言えば聞こえはいいのかもしれないんですけどね。ある意味、なあなあ的な部分というか。そうゆうのがちょっとあって。で、有休も、何か用があれば申請してとるけれども、消化できなくてもいいや、っていうか。有休を消化するのは自分の権利だとかっていうのを、みんな、あんまり思ってなかった。私なんかがすごくびっくりしたのは、よその部署から移ってきた人が、有休をとらせてもらえないって言っていて。はっきり『とるな』とは言われないんだけれども、有休を申請すると、『ここはね、あなたが休むと勤務者がこれだけしかいないから』とかって言われちゃう。そう言われたら休めないじゃないですか。結果として、『はい、そうですか。わかりました』って引っ込めちゃうんですよ。それで、ほかの病棟の若い人たちの話を聞いたら、退職が決まった人の有休が10日くらい残ってても、まったく消化しないで辞める。残ってる有休を消化するなんていうことは、まったく良しとしなくて、退職が決まって、『その前にいきなりまとめられても困るから、今から消化しなさいよ』なんて言ってもらえない。有休消化っていうのは、過去の働いた分に対しての有休だから、消化して当たり前じゃないですか。でもそうした有休のシステムについても、全然説明を受けてないんですよ。まあ、聞かないほうが悪いっていう今のお役所の考

え方だと、確かにねえ、本人の責任も、確かに、ないとは言えないけど。年金とか何かも、全部ほら、本人が聞かないから、って言われちゃうけど。でもやっぱり、本人というよりは病棟の上司とか、就職するときとか、そこはちゃんと教えるべきというか。伝えなきゃいけないことだったと思うんですよね。で、私の部署は退職者には、まとめてはあげられないから、『とにかく、今から休み入れていきなさいよ』っていうことで。ほとんどもう、100％消化に近い状態だったんですよ。有休って、生きているのは2年間じゃないですか。それ過ぎると切り捨てだからやんややんや、『あなた、あと何日残っている！』ってみんなに言って、とらせてます」。

とはいえ、決して職員数に余裕があるわけではない。有給休暇の消化は、残って働く人の多忙に通じる面もあった。「ある人に休みを多くあげたりしたときには、やっぱりちゃんとみんなに伝えていました。例えば、病棟会で、『今回この人に有休消化いっぱいあげてるんで。少しキツイかも知れないけど、よろしく』とみんなに言うとか。そのときは、休む本人にも、『あなたがこれだけ休めるということは、みんながそのぶん働いてくれてんだよ』と伝えるようにしています。実際、休んだ人のぶん、別の人が、すごくがんばって、5日間勤務をしてる、とか。日勤、日勤、日勤して夜勤、とかね。やっぱり、あるんですよ。休みの偏り。そうゆうのも、みんなの前で公表していました」。

厳しい状況の中でも、いかに自己の管理者としての倫理観を貫くか。私自身も悩んだ悩みを、アイザワさんもまた抱えていると感じた。

▆▆▆▆ 4　勤務表に込めるもの

アイザワさんは仕事を続ける原動力として、人間関係をあげた。「やっぱり、基本的には、人間関係なんだと思うんですけどね。その人の、人となりを知ったときに『ああ、看護師やっててよかったな～』って思うのかな」。この言葉に対して私は、その人間関係には、患者だけでなく部下との関係も入っているのか、と尋ねた。

「なんて言うのかな……。私の中では、管理職っていうのは、1つの役割分担という認識が結構強くて。なんて言うんだろう。管理をこういうふうにしなきゃい

けない、とか、スタッフたちのここを見なきゃいけない、とかっていうのは、はっ
きり言って、ないんですよ。組織的な部分では、まあ1つの自分の役割として、
こうゆうことをやっていかなきゃいけない、っていうようなことは、あるんだけれ
ども。私が仕事をしているときに『主任です』とか、『所長です』っていうような
気持ちはない……かな」。

　このように話した一方で、アイザワさんは、時に厳しく部下に指導もしていた。
そのように感じた気持ちを、「でも、ちゃんと教育してるよね?」とぶつけてみた。
これに対してアイザワさんは、「いや〜。自分の中では、教育しようとか、してる
つもりは全然なくて。しなきゃいけないとかっていうのもなくて。もちろん、研修
は行くよ。管理職の二度受けてるんですけど」と言って笑った。その後、アイザワ
さんは少し考え、以下のように続けた。

　「基本的にはやっぱり、こう……なんだろうね。相手がよかったと思えるよう
なことができればいいのかな、っていうのがあるのかな。仕事は、その人自身
が毎日の、日常的な、何気ない生活が、普通に送れてないと、できないってい
うのが、私の中にあって。だから、結局、スタッフたちが、日常生活を普通に、
平々凡々と過ごしていけるようにするために、私に何ができるのかなあ、というよ
うなことは、結構考えてる」。

　そして、その具体的な例が、勤務表だと話した。「今は訪問看護ステーショ
ンなので、勤務表は月曜から金曜まで変わりなくつくればいいんです。交代勤
務じゃないから。でも、やっぱり本人たちの予定に合わせて調整しなければな
らないんですよね。研修行きたいとか、そうゆうようなことに関しては、希望が
かなうよう、とことんやってく。そういうところは、すごくあるんです。だから勤務
表つくるときに、『この人はこの日お稽古ごと行くんだよな』とか。もちろん情報
とっておいてっていうのもあるし。そんなことを考えながら、一人ひとりの勤務表
を、一応は機械的につくっていくんだけど」。

　さらに少し考え、アイザワさんはこう付け加えた。「最後に、『ああ、これで本
当にこの人がこの1か月間、ちゃんと仕事出てくれるかな〜』と思うときに、やっ
ぱり、一人ひとり顔を思い起こしながら、確認をして、私つくっていくんです、勤
務表を。でもただそれは、ほかの、勤務表つくる科長さんや主任さんたちから

すると、おかしいらしい。もうね、勤務表できるまでは、それこそサービス残業だよね」。アイザワさんはそう言って楽しそうに笑った。

2 第1の契機：アイザワさんの幼少期から看護師として働き出すまでの人生

■■■■■ 1　離島で、7人きょうだいの2番目に生まれる

アイザワさんは1964 (昭和39) 年に、離島の農家に生まれた。故郷はサトウキビ畑が産業の中心である。「所得がみんな低いわけですから。年収100万いくかな、って感じ」という、現金収入が少ない環境であった。

看護師になった動機についてアイザワさんは、「私の中に、最初っから、『こういう感じで看護師になりたい』とかいう思いがあっての看護師じゃないから」と率直に述べ、「自分の中では、とにかく、お金になる、ということだけが、その最初、そのスタートが、そこにあったから」と言いながら笑った。つまり、経済的理由から看護師を志したわけだが、それは自分1人が経済的自立を果たすのみでなく、下のきょうだいの扶養も含んでいた。

アイザワさんは、7人きょうだいの上から2番目であった。「うちは、すっごくきょうだいが多いんです。私の年齢で4人ではもう多いんです。でも、うちだけはなぜか7人」であり、後に司法書士として島で生活する弟が1人いるほかは、全員が女性だそうだ。

アイザワさんは東京で働き、当時住んでいた病院の寮に妹2人を引き取って、高校を卒業させた。それは決して楽な暮らしではなかったであろう。しかし、アイザワさんは、きょうだいの扶養を自然な流れで引き受ける印象を受けた。

■■■■■ 2　予備知識なしの看護学校受験

昭和30年代後半に生まれたアイザワさんは、私と同世代である。しかし、中学、高校と、自分の偏差値を見極めながら進学を考えてきた私自身の体験に照らすと、その進路決定には大きな違いがあった。アイザワさんは看護学校への進学と就職について、とてもよく笑いながら話した。

「レギュラーコースの学校全部に落ちて、『ああ、どうしよう』って思って、看

護協会に連絡しました。普通だったら、進路って学校に相談するじゃないですか？ で、私は島の生まれだから、学校が看護学校のことを全然知らないんですよね。中学校1つで、高校も1つじゃないですか。だから、受験勉強なんてしたことないし。本屋さん行って、看護師になるための本を見て、そこに日本看護協会の住所があって。で、公衆電話で電話して、『レギュラーコース落ちたんだけれども、これから浪人はできない。なんかいい方法はないか』って言ったら、そこで初めて准看っていうのがあるって知って。『え？ それどういうことですか？』って言ったら、『お給料もらいながら学校に行けて』って言うので、『じゃあ受けます！』って言って」。

　また、詳細はわからないまま、経済的な面を優先して学校を決めたのは、進学コースも同様だったという。アイザワさんにとって2つ目の職場となるがん専門病院で働き始めたきっかけは、准看護師から看護師にステップアップするための進学だった。しかし、その進学にも、偶然の要素が大きかったと大笑いする。

　「結局、自分はなんにもわからないうちに、受けたら受かっちゃったから、進学コースに入っちゃったんです。実習に行ってる3年生の間、給料が出るっていうのが、あの学校だけで。私とにかくお金がなくて。で、お給料が出るっていうんで」。

　思えば最初の病院への就職も、偶然の要素が大きかった。准看護師学校の入学にあたっては、勤務先があることが条件であり、それをアイザワさんは知らなかった。このいきさつも、アイザワさんは笑いながら話してくれた。

　「合格してたけど、自分がどこかの病院に就職しないと、准看って出してもらえないっていう話で。『え〜！ どうしましょ！ 受験して合格はしたものの……』って言って、（准看学校の）先生のところに行って、『すみません。（受験番号）何番の何々ですけど』って言って、『私、働く病院ないんですけど』。まだ、募集してるのはその病院と、いくつかあったんですよ。学校の先生が、その病院に電話をまずかけたの。そうしたら看護部長が、『じゃあ面接いいですよ』って話になって。なんにも知らないで行って、面接して、何を聞かれたか全然覚えてないんですけど、『合格したんだからいいわよ。明日からいらっしゃい』みたいな。なんかそんな感じで」。こうして、アイザワさんは最初の病院で看護助手として働

きつつ、医師会立の学校に通い、准看護師を目指すことになった。

■■■■ 3 「ここ、もしかして防衛庁？ その端くれ？」

東京に呼び寄せ、同居していた妹のためにも、その病院は恵まれた条件だった。「いっしょにいた妹が、中学校が、特殊学級（ママ）だったんですね。最初の病院に就職して、妹を引き取って、定時制の高校に通わせたんです。その病院は、妹も助手として雇ってくれました。だから、それはよかったな〜って、思います」。軽度知的障がいの妹とともに、アイザワさんは同じ病院で看護助手という職位で働き、准看護師の資格を取得した。

最初の病院に入った頃のエピソードに、アイザワさんらしいなあ、と感じた話がある。その病院は、ある伝統的な宗教系の病院で、朝は放送で宗教音楽が流れた。また、かっちりとした制服の幹部が出入りする、独特の宗教色をもつ病院であった。

「なんにも知らずに就職して。朝になるとわけのわからない歌が流れて来るな〜〜。それに気がついたのが、1か月くらいしてからですからね〜。はっきり言って、最初は、偉い人たちが軍服みたいな服を着ているので、『ああ、ここ、もしかして防衛庁？ その端くれ？』としか、思っていませんでした」。この話は、するアイザワさんも、聞く私も、まさにお腹を抱え、涙を流して笑った。

アイザワさんが生まれ育った島の宗教は、独得であった土着の宗教で、本職を別にもっている人が、祭事のときだけ神社に来て神主の役割を果たすのだという。また、「島には家長制が残ってるので、家長が、すべて祭事を取り扱うという感じになってる」とも話していた。そのような環境で育ったアイザワさんにとって、その病院の宗教は、教科書で習った程度の知識しかなかった。

「驚いて、あわてて親に電話したんです。『あの〜、宗教の病院らしいんだよね』って。そうしたら、親は『昔からやってる宗教だから、いいんじゃない』。それを納得しちゃってる私も私なんですけどね」。そしてそのままそこに4年勤務した。

■■■■ 4 生まれ育った島への貢献

アイザワさんの母親は、昭和10年生まれ。父親はその3つ下。父親は島を出

て暮らした経験はないが、母親は島の外で働き、結婚を機に帰島したのだという。母親に対して、アイザワさんは、深く心を寄せて話す。70歳のときに起こした脳梗塞をきっかけに、認知症が進み、被害妄想が強くなってきたのだそうだ。

「貧しい中で、うちの母親なんかは、末っ子で。ずっとこう、嫁姑問題で。家長制がすごくあるところだから。ず〜っと、抑えられてやってきてる人生だから。いつもいつも嫌な思いばっかりしてきてるから。そういう人生だったから、多分それが、認知症が出てきたことによって、そっちが顕著に出てきちゃったんですね。だからこう、被害妄想的な、盗られ妄想的な。やっぱりそういうところが、出てきちゃう」。

アイザワさんは母親同様、島の外で働く道を選び、そのまま島には戻らず、母親とは違う道を歩んだ。だが、アイザワさんは家族主義的な島の在り方すべてを否定したわけではなく、その語りには、離島に生まれた人生が常に意識化されている。きょうだいへの支援を自然に引き受けたのは、その現れの1つにみえた。

島への強い気持ちが垣間見えたエピソードがある。アイザワさんは、最初の病院で知り合った宗教心の厚い男性と結婚している。当然ながらその結婚式のときには、多くの信仰を同じくする人が集うことになっていた。

その結婚式の引き出物に、アイザワさんは、島の名産品を選んだ。「何百っていう数だったので、今の復興支援じゃないですけど、その島にも貢献できる。その当時から、島にお金を落とすというようなことを考えた。そんなところもあって」。

感銘を受けながら話を聞いていると、ここでも思いがけないエピソードが語ら

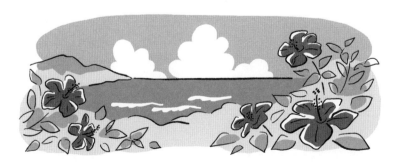

れる。「それがね、その品物が包まれてきたのが、ある新興宗教の新聞で。一つひとつ、割れないように、みんなその新聞紙で包まれてたんです。『南無妙法蓮華経』とか書いてある紙もあって。結婚式前日に、ぜ〜んぶそれを、外して。ぷちぷちのやつでくるんで箱に入れたり、いい包装紙がなくて、紐で箱を結んで終わりにしました」。

　最後はまた大笑いであった。そして、笑いながら、アイザワさんと島の深いつながりが強く思われた。

3　第2の契機：アイザワさんが看護師として生きる
時代の制約と可能性

　アイザワさんが看護師として生きた時代の制約と可能性は、まず、地域による経済格差および情報や教育のインフラの格差にあったと考える。そして、准看護師制度は、マツヤマさんにとってと同様、こうした格差を乗り越えるものとして機能した。

　アイザワさんは看護系大学が増え、准看護師が相対的に減少する時代に、経済的な理由から、常に働きながら学ぶ道を歩んできた。

■■■ 1　地域による格差を乗り越えさせた准看護師制度

　アイザワさんが准看護師養成所に入ったのは、1982（昭和57）年である。この年、准看護師・看護師養成課程別の1学年定員は、准看護師養成所が約33,000人、看護師3年課程が約19,000人、看護師2年課程が約17,000人であった[1]。その後は看護基礎教育が専門学校から大学教育へとシフトが進む。まず、大学化の流れを押さえておきたい。

　1991（平成3）年までの約10年間11校にとどまっていた看護系大学は、「1991（平成3）年の大学設置基準大綱化によるカリキュラム編成の弾力化に伴い、1992（平成4）年から看護系大学が急増し、…（略）…その後、既に審査が進行していた兵庫県立看護大学や大阪府立大学等の自治体立大学、また医学部や医療機関と関係のある看護学部等が先ず設立し、次いで公立看護大学と医学部看護学科や看護系短期大学の大学移行が続いた。これらと平行して福祉系

大学での看護学部等設置があった。さらに、2000（平成12）年頃からは医療や福祉と関係のなかった大学にも看護学部が設置され」[2]るようになった。

2018（平成30）年5月時点で、看護系大学は263校となり、看護師になるための学校すべての入学定員67,881人のうち、23,670人が看護系大学で学ぶ。看護師を目指す学生のうち34.9％が大学教育を受ける時代なのである[3]。

なお、看護系大学が増えた背景として、看護基礎教育の大学化を求める看護師の声があったことは否定できない事実と考える。一方で、日本全体の大学進学率の上昇、18歳人口の減少による大学の生き残り戦略、大学の規制緩和が大きく影響したことも忘れてはならない。

このような養成状況の変化に伴い、実際に就労している看護師と准看護師の数も変化している。厚生労働省のデータによれば、就業している看護師と准看護師の数は、1979（昭和54）年には看護師246,083人、准看護師は244,588人と、ほぼ同数であった[4]。これが、2016（平成28）年は看護師1,149,397人、准看護師323,111人と、看護師数が飛躍的に増えている[5]。

准看護師制度については、その廃止に向けた活動に熱心な人がいる一方で、その存在も知らない看護系大学生も、身近に知っている。そのため、改めてその歴史を押さえておきたい。

准看護師制度は、1951（昭和26）年4月、甲種看護婦・乙種看護婦の制度を廃止し、准看護婦制度を創設したことに端を発する。「乙種看護婦は急性かつ重症の傷病者やじょく婦の療養上の世話を制限されていたことから、看護婦、准看護婦の制度に変更して両者とも同じ患者を看護できるようにしたのである。…（略）…准看護師制度については、制度創設後12年を経た頃から、繰り返し厚生省の検討会などで問題視されている。1963（昭和38）年の医療制度調査会の最終答申で、…（略）…看護教育の大学教育を推進する方向性が示されるとともに、准看護婦教育は『合理的なものではない。根本的に再検討が必要』とされた。…（略）…1995（平成7）年から1996（平成8）年にかけて行われた准看護婦問題調査検討会では、『21世紀初頭の早い時期を目途に看護婦養成制度の統合に努める』と報告書がまとまったものの、制度の廃止はむろんのこと教育の停止すら未だに実現していない」[6]。

　一方で、アイザワさんは、准看護師制度のもつ問題などを知る機会はなく、3年制看護専門学校の受験に失敗し、初めてその制度を知った。そして、働きながら学べる理想的な道として、喜んでその課程を選んだのであった。准看護師学校を受験し、合格したときの気持ちを、アイザワさんは屈託なく語っている。

　「寮があるから、ご飯は病院で出してくれるご飯があるから。お金かからないじゃないですか。で、『金かからないで住めるわ、給料もらえるわ、学校行けるわ。万々歳！それで、ああよし！』みたいな感じで入っちゃったんですよね」。

　アイザワさんと私の状況を並べてみれば、地域による経済格差とそれと関連した情報や教育のインフラの格差という、時代の制約が読み取れる。しかし、アイザワさんはそれを否定的には取っていない。そして、実際、働きながら学ぶことが可能な准看護師制度が、アイザワさんに与えられた制約を乗り越える可能性として機能していた。

4　第3の契機：アイザワさんの投企

　まず、アイザワさんが語った臨床での体験の中から、何かを痛感し、情感豊かに語られた場面を抜き出す。この場面を、第1の契機、第2の契機を重ねて深く分析し、そこに現れる投企を明らかにする。なお、ここでいう投企とは、「自分に対してつくられた条件を絶えず乗り越えようとする人間の在り方」とする。

投企1：人が亡くなる前の輝きに気づけるよう、治療よりもその人をみる

　アイザワさんは、最初の宗教系病院に看護助手として2年働き、准看学校を卒業後、いわゆる「お礼奉公」として2年勤務した。その後、がん専門病院に勤務したのだが、忘れられない患者として真っ先に語られたのが、この病院で最初に配属された病棟での体験であった。

　その病棟は術後の患者を受け入れる、25床程度の病棟だったという。

　「20歳の青年だったんですけど、弟さんがいたんです。スキルス胃がんでし

た。家がクリスチャンで。彼、イヴのときに、体調がすごくよかったんです。お母様は『今日イヴだし、ちょっと家に帰ってくるわ』っていうような話で。で、『それじゃ気をつけて』っていう話をしてて。雪降ってないのに、彼が『今日はホワイトクリスマスだね』って言ったんですよね。で、『は？』とは思ったんだけれど。お母さんも『え？』と思いながら、『じゃあまあ、今日調子がいいみたいだから、行ってくるわ』って」。自宅に帰り、アイザワさんのかかわりはここで終わる。「お母さん帰っていくのは、私見てないんですよ。帰るという話は聞いていたけど」。

　ところが母親が病院を出て帰宅するとすぐに、患者は急変し、自宅に戻った母親と連絡がついたのは、患者の意識がなくなってからだった。「次の日に、私が仕事に行ったら、『昨夜亡くなったんだよ』って。で、それで『お母さん家に着くか着かないかのときでね』って。あの頃ってケータイなんて普及してないからね。やっとお母さんに連絡がついたときには、もう本人の意識がなくなってる状態だったみたいで。みんなが来て、すぐ亡くなっちゃって。それでも、あの病院だから、その後に家族がどうだった、こうだったっていう話も、スタッフ間では全然なかったんです」。

　ここでアイザワさんが「あの病院だから」と述べたのは、積極的治療を求める患者が集まる病院の特徴を指している。「『あの病院に行けばなんとかなるんじゃないか』って感じで。例えばよそで治療してて、うまくいかないから来た人も結構いらっしゃるし。患者さんたちは、やっぱり、『ここで診てもらえて、ここで治らなかったらもう、それは治らないんだよね』っていうのはありましたよね。やっぱり専門病院という強みだとは思うんです」。この青年の両親も、その病院に求めたものはあくまでも積極的治療であり、それが受けられた満足は大きかったのではないだろうか。この満足感があればこそ、いわゆる「死に目に会えない」ことが問題にならなかったと思われる。

　アイザワさんは、こうしたがん専門病院の治療に、疑問がないわけではなかった。「やっぱりがん専門病院なので、『え？　こんなんで手術するんだ？』っていうような状態でも、結構手術は行われていたというか。それを望んで来ている人がいるのかな。今は、結構いろんな生き方というようなのが、社会的に認められてるようになったっていうのもあるし。自分たちでいろいろな選択をするよ

うになったんだけれども。あの当時はまだ、医者の言うなり、みたいなところは
やっぱりあるので。（医師が）『こうゆう可能性があります』って言ったら、みんな
そっちにすがっちゃう。ただ、それをすることによってのリスクって、あんまり説
明されてなかったような気がするのね」。

　化学療法についても、同様の割りきれなさがあった。「『え？　まだ抗がん剤
やるの？』って。もう本人自身も、全然血液の上がりもよろしくないし、白血球上
げるような薬を使いながら、抗がん剤やるってどうなの？　とか。やっぱり『え？　こ
こまでやる必要あるのかな〜』って思うことは多々あって。でもただ、本人たち
がここに来るということは、やっぱりそれを望んで来てるんだから。でもやっぱ
り、医者、医療従事者としては、『こうゆう選択肢もあるよ』って伝えてあげるの
も、必要なんじゃないかな」。

　しかし、アイザワさんはここで働いていた自分が若かったと強調する。「当時
は多分、24、5歳くらいだったと思うんですよ。最初の病院でお礼奉公までして、
その後に、進学コースであの病院に入ったので。だからほんとに、まだ『えい
や！』って仕事してる頃」と、アイザワさんは笑った。

　20代半ばという若さで必死に積極的治療を求める患者と家族とかかわり続
けるのは、非常に重く、無力感にとらわれることもあったと想像する。その一方
で、若かったからこそ身体を動かして必死に働き、悩む間もなく、働き続ける
ことができた。「『えいや！』と仕事している頃」という表現には、まだ看護や医療
の限界を知って深く思い悩む前の、迷いなき看護が表現されていると感じた。

　他方、この若さゆえに患者の一時的な回復と不可解な言葉の意味に気づけ
なかった、とアイザワさんは語る。「しばらくは気になってなかったんですよ、そ
のケースのことを。まったく気になってなかった」。しかし、その後アイザワさんは、
多くの人の死を看取る中で、考えを深めていく。アイザワさんはこの変化を、こ
のように語る。

　「自分がだんだんと年をとることによって、人が亡くなる前には、ちょっと元気
になる時期があるということを、学問的っていうか、勉強して、そういうのを知る
というだけじゃなくて、やっぱり、自分がそうゆうケースを通して、体験がどんど
ん重なってきて。人って亡くなる前に、こうゆうふうに、すっごくいい表情をした

りとか、すごく体調よくなったりとか、今までには考えられなかったこととかってあるんだな、っていうようなことを、そのときに思った。それは後々になってから、『ああそう言えば、なんかあの人、そう言ってたな～』って」。

　そして、今思えば、ああ、いくら体調よくても、それは彼の、最後の元気だったな、って、思うんだけど」と付け加えた。また、この患者について、アイザワさんが最も情感を込めて語ったのは、彼の弟への思いであった。

　「20歳の彼は、『お母さんね、ずっと僕のそばに何日も泊まってるし、今日はちょうど調子がいいし、クリスマスイヴだから、帰ってあげたほうがいいよ』って。彼のほうから、母親を自宅に帰してるんですよ。彼自身のそうゆうやさしさが、やっぱりすごくそこに、弟思いっていうか。ああ、人の人生って、そこがすごい、すごいな、って感じたんですよね」。

　患者の一時的な回復は、亡くなる前の最後の輝きであるとともに、アイザワさんにとって彼のやさしさが招いたものとして映っている。7人きょうだいの第2子に生まれ、妹2人を東京に引き取って高校を出るまで世話をしたアイザワさんには、きょうだいを思う思いの深さとともに、その逃れようのなさも身にしみて感じられる。「弟思い」な患者への感嘆には、アイザワさん自身が扶養してきたきょうだいへの思いが重なり、さらに感動が深められていたと感じられた。

投企2：先を予測しあきらめないために、いちばん元気な姿を忘れない

　アイザワさんは、がん専門病院では、整形外科病棟でも働き、多くの骨肉腫の子どもとかかわったという。この整形外科病棟で、アイザワさんは衝撃的な手術を知った。しかし、手術によって回復したのも束の間、やがて再発し、悲しい経過をたどる。そのことを、経験豊かなアイザワさんは、十分承知していた。

　アイザワさんは当時の感動を思い出しながら、弾むような声で語った。「小学校4年生、10歳くらいの男の子が、骨肉腫で手術をして。ちゃんとした術式とかっていうのはわからないんだけど。私がそれを見たのが、この病院で2例目っていう事例だったんですよ。膝のちょうど上、大腿部の下部のほうに、肉腫があったんですよ。で、その大腿骨を取って、がんのところを、大腿骨の半分

くらいのところで切断して。そうすると、足がなくなっちゃうじゃないですか。で、それを、膝から下の部分を、大腿骨の下のほうに、逆向きに繋げるんです。こうすると、幻肢がない。義足が安定するんです。その効果があって、その子は義足をしてサッカーボールが蹴れるようになりました」。

　最新の治療に驚きながら、アイザワさんは多くの学びを得たと話す。「あの頃はもうほんとに必死だったし。本当に知識がまったく追いつかないことが、常に周りで起きていたので。なんか『すごいな、すごいな』って。『え〜！こうゆうこともできて、人って、こうやって生きていけるんだ』みたいな発見がたくさんありました」。

　言うまでもなく骨肉腫は予後不良の疾患である。がんの先端医療で知られる放射線医学研究所の広報誌によれば、「骨肉腫は骨そのものに発生する悪性腫瘍のなかでは最も数が多いものですが、罹患率は全悪性腫瘍の0.2％、人口100万人あたり年間4人〜5人程度のまれな腫瘍です。しかし、小児悪性腫瘍の約5％を占め、発症年齢は10代に多発し、次いで20代と若年者に多く、男性にやや多い傾向があります」[7)]とある。症例が少なく、若年者が多いことから、積極的治療を求める場合が多く、アイザワさんが2番目に勤務したような専門病院に症例が多く集まる傾向がある。

　しかし、いかに劇的な効果が上がっても、それは一時的なものにすぎない。アイザワさんは「骨肉腫なので、たいてい2年くらいしか生きない」ことを経験的にわかっていた。そしてその男児も転機は早く、「小学校のうちに亡くなっちゃったんですけど」と声を落として語った。

　また、障害を抱えての社会復帰は、当時の状況から見て難しい面もあった。限られた予後を存分に生きることが今以上に難しかった環境は、この男児も例外ではなかった。「洋式トイレがない。和式だと、やっぱり立てないんですね。結局学校でトイレができないってゆうようなことが、だんだんとストレスになって。で、そのうちクラスが、3階になっちゃって。先生が介助してあげる、とかなんとか言ってたらしいんだけど、そんなの1日に何回もあるわけじゃないですか。だんだん本人がそれが嫌になってきて。結局、半年くらい学校行くか行かないかくらいで、学校行かなくなっちゃって。ずっと家にこもるようになっちゃう」。

アイザワさんはこの環境を最終的に、時代の制約ととらえている。「そのとき
の先生の対応とかも、もしかしたら問題があったのかもしれません。『え〜、ま
た』みたいなのは、どっか表情にあったのかも。でも、今から20年ぐらい前って
いうのは、一般の小学校で、そこまでっていうのはなかなかできないと思うんで
す」。

　病状の悪化に先立ち、こうした社会的制約から活動を奪われる患児を、アイ
ザワさんは悲しい思いで見るしかない。「最初、術後の明るい表情見ているか
ら。それがどんどん、どんどん、暗くなって。もちろん、抗がん剤の効きも、確か
に悪かったから。全身状態も悪くなっていったと思うんだけども。入院してくるた
んびに、本人の元気さがだんだん、だんだんなくなっていっちゃうから。『ああ、
つらいなあ』みたいな。そうゆうのがあったんですけどね」。

　アイザワさんは、骨肉腫が予後不良であることを身にしみて理解し、社会的
な制約から限られた命でさえ十全に生ききれない現実も熟知している。そのう
えで、男児が新しい術式によって一時的に元気になった、その微笑ましい光景
を思い返すように笑顔を浮かべ、そして感情込めて語っていた。

　「サッカー、大好きな子だったので。『よかったね〜』って。『廊下を走る
な!』って言うのに走ってみせたりとか。『すごい。なんか……、やっぱりすごい
なぁ』って、感動してたんですよ」。

　多くの死を見送る日々は、無力感を募らせ、先が見えているあきらめに支配
される人もいるだろう。そのような中で、アイザワさんは、一時的には不可能を
可能にするような、人間が生きる力に感動し、無力感を乗り越えていくようにみ
えた。その楽観性は、アイザワさんが人生における困難を受け入れていく、その
底力と深く関連していると感じた。

投企3：緩和ケア病棟の閉鎖性を打破するため、外部の目を入れる

　アイザワさんは、緩和ケア病棟で働くために転職したものの、病院側の様々
な問題があり、しばらく別の部署で研鑽を積んだ。ようやく配属された緩和ケ
ア病棟だったが、問題が山積し、アイザワさんは対応に追われることになった。

アイザワさんががん専門病院を辞めて次の地域病院に移ったのは、働いていたがん専門病院で縁のあった医師がその病院に移り、新たにつくる緩和ケア病棟に誘われたのがきっかけだった。ところが、就職こそすぐに決まったものの、緩和ケア病棟の設立は予定通りには進まず、内科病棟に配属され、時期を待たねばならなかった。

　その後、ようやく緩和ケア病棟が開設されたが、すぐには移れない事情があった。アイザワさんは内科病棟での対応のため、内科病棟に残らざるを得なかったのである。ようやく緩和ケア病棟の主任として、実質的な管理を任されたのは、就職から3年以上経ってからであった。

　「それで私は、自分は緩和に行けるもんだと思ってたんだけど、ちょうどそのときに、内科が、院長と医局が折り合いが悪くなってしまって。全員医者がいなくなっちゃったんですよ。それで、無医村っていうのそこで初めて経験したんですよ」。

　当時の緩和ケア病棟は、稼働率こそ順調だったものの、様々な問題に直面していたという。まず、着任当初から、アイザワさんは、内科病棟時代と類似する経験をする。外部には出せない、医師をめぐる様々な問題が発覚し、医師は退職することになってしまったのだ。

　「ここでもいろんな問題が、わ〜〜っと出てきて。今度は緩和の医者がいなくなっちゃって、また無医村を経験しました。医者がいないから、内科の先生が、日替わりしてたんですよ。『（緩和ケア）病棟担当の先生、今日はこの先生です』って。だけど、内科の先生だって、よくわからないから。指示を出せないし。ましてや麻薬の計算とか、そうゆうのもわかんないじゃないですか。だから、そうゆう意味では、す〜ごい、スタッフ勉強しましたよね。本当に、勉強しました。ナースが内科の先生にオピオイドローテーションのレクチュアしてたんです」。この経過を語るアイザワさんには、緩和ケア医不在の期間を、看護師の力で緩和ケア病棟を維持した自負が感じられた。

　一方、着任当初は、医師だけでなく、看護師についても様々な問題があったという。「私が行ったときには、もう病棟自体が崩壊してるっていうような感じになっていて。外からの目がない。結局自分たちだけで、完結してるみたいな感

じがありました」と、アイザワさんは語っている。

　私も緩和ケア病棟の看護管理者を経験していたため、このアイザワさんの感じた印象は非常によく了解できた。緩和ケア病棟は、プライバシーと快適性への配慮から、関係者以外の出入りが少なくなる。また、急性期の病棟とはベッド管理も異なるため、空間的にも心理的にも、そこで働く看護師が孤立しやすいといえる。かなり意識しないと、外の目が入らず、結果として「結局自分たちだけで、完結してるみたいな感じ」に陥りかねない。これは、しばしば「緩和ケア病棟の特殊性」の名のもとに、曖昧にされがちな、緩和ケア病棟の負の側面だといえよう。

　元凶は閉鎖性だと考えたアイザワさんは、外部の目を病棟に入れようと奮闘を開始した。「いろんなイベントをやるだけじゃなくて、患者さんのケアにしろ、なんにしろ、全部ボランティアさんを巻き込み、いっしょにやっていく、みたいな感じで。私のときになってからは、リハビリ、栄養科、薬剤師、ケースワーカーは絶対欠かさず出てもらって、定期カンファレンスをするようにしました。ほかにも、たまに事務の人が来たりとか。このほか、外部からの見学とか、実習生も受け入れました。見学でもなんでも、それに興味がある人に対しては、来てもらうっていうのは、いいんじゃないか、っていうような感じだったので。中学生の見学なんかもあったりして」。

　こうして外部の目を入れることについて、アイザワさんはこのように効果を語った。「外に出ないというのは、結局いいことも、悪いことも出ないんですよね。だから、結局、自分たちがこれだけやったって言っても、ほめられることもない。チェック的なところだけじゃなくて、ほめてあげる部分っていうことも、やっぱり外に知らせたいと思いました。『これだけ緩和ケア病棟は、みんながんばってんですよ』ってことを、みんなに伝えていかなきゃいけない。それは意識したかな」。具体的には、「院長、事務長、看護部長、必ずこの三役には、スタッフの中で誰かが、何かいいことをやったようなときには、知らせるようにする。例えば、院長が、回診したりしているときに、『先生、この間話した、彼女です。先生、ほめてあげてくださ～い！』みたいなことを、わざとやったりしました」。

　やがて、多くの人が緩和ケア病棟に出入りし、知り合いになっていくと、おの

ずと継続的な交流も生まれるようになった。「何かイベントがあるときには、他の病棟のスタッフたちに、『来なよ、来なよ』みたいな感じで。なんか全然関係のない人たちが病棟の中にいる、っていうようなことは、やってました。それによって、結構スタッフたちも、私に『あの人ってどこの人ですか?』みたいに、聞くじゃないですか。そうすると、それからだんだん、挨拶をするようになる」。

こうした働きかけが奏功し、「私が緩和ケアに行ってから、『緩和ケアのスタッフたち変わったね』って、ものすごく言われました」と語る、うれしい変化が起こったのだった。ここには、アイザワさんの他者の目への信頼が強く感じられた。

> **投企4:「亡くなって当たり前」の価値観を否定し、**
> **　　　　緩和ケアの妥当性を厳しく問う**
> 　では、緩和ケア病棟での看護が自己完結しがちになる原因は、設備や仕組みの閉鎖性だけであろうか。アイザワさんは、その原因を、緩和ケア病棟で提供される医療や看護の特徴にも求めている。

緩和ケア病棟がもつ共通の問題を、アイザワさんは率直に語る。「緩和ケア病棟だと、患者さんは皆亡くなっていく人じゃないですか。何かを間違ったとしても、それが医療ミスかどうかっていうのも、ほかの人にはわからないっていうところがあって。あるとき、私の中で、『この人が亡くなっても、誰も疑わない』って、感じたことがあったんです。明らかなミスではなくても、例えば『痛い、痛い』で、痛み止めを追加していくじゃないですか。そうすると、ある一定の量にくると、やっぱりオーバードーズになっちゃうじゃないですか。『もうちょっと、薬の使い方があったんじゃないかな』みたいなケースが、やっぱりあったんですよね」。

アイザワさんは、この深刻な状況に対してすぐに手を打つことを決め、上司である看護部長に相談した。「部長とは、『亡くなってく人ばかりのところで、評価をするというのは難しいよね』っていう話になって。『亡くなって当たり前というような価値観をもっては絶対にいけない』って、お互いに、強く感じていました」。

これ以降、アイザワさんは「いつもみんなに、『亡くなって当たり前だからこそ、自分が今やっているのは、この人にどういう意味があるのか、常に考えてやって

ほしい』とすごく厳しく言っていた」そうである。

　この話が出たとき、私は自分が緩和ケア時代に経験した事例を話し、アイザ
ワさんの考えを聞いた。その事例とは、どうしても看護師の介助を受け入れず、
1人でトイレに行き続けた患者が、恐れていた通り、トイレ歩行中に転倒し、脳
出血で亡くなった事例であった。このとき私は安全管理の責任者たちから「緩
和だからいいってもんじゃない」と再三言われ、憤りを感じた。確かに緩和ケア
病棟では、QOLの名の下に、安全管理をおろそかにする可能性があると理解
はしていた。しかしこのアクシデントは、病棟の看護師は皆悩みながらかかわっ
た結果であり、「緩和だからいい」と思っているかのようにみられていたのが、
非常に心外であった。

　しかしこの事例について、アイザワさんの見解は予想通り厳しかった。「だっ
て、起立性低血圧で亡くなっちゃうことだってあるじゃないですか。本人がトイ
レやりたいって言うから、ポータブルトイレに降ろしたことで亡くなっちゃうってい
うことは、あるわけじゃないですか。でも、本当にそれでよかったのかな。その
ときの起こし方とか、そうゆうことで…(略)…カバーしながら、その人のQOLも
かなえていくというようなことはできなかったのか、っていうようなことは、結構
突っ込みました。私」とアイザワさんはいう。

　そして、時には部下との衝突を恐れず、このような指摘をする。

　「私自身が納得いってないけど、本人は納得いってるってケースも、中には
あるんですよ。そうゆうケースに関しては意識的にものすごい時間を割いて話し
合っていたし。時間経ってから『私あのときにこういうふうに言って、あなたをも
のすごい傷つけたと思うんだけど、どう?』と聞いてみたこともあります。私、わり
と単刀直入のところがあって。正直に、『すごい頭にきた』とか、『絶対あれは
許せないと思います』とか、そういうふうに言ってくる人も、もちろんいるし。『あ
のときは悔しかったし、納得いかなかった。でも、その後いろいろ考えて、やっ
ぱり主任さんが言うのもわかります』っていうふうに言ってくれる人もいるし。逆
に向こうのほうから、そんなことをわざわざ言いに来てくれるっていうのもある
し」。アイザワさんは、否定的にとらえた部下については、それ以上多くを語ら
なかった。

しかし、アイザワさんのフィードバックは、厳しいばかりではもちろんない。「いつも気にしていたのは、もし、仮定していなかったのに、急に亡くなっちゃった、っていうようなときに、それを受け止めきれない看護師の気持ちです。それが、本当にその人の、亡くなる日であった。そんなふうに考える意味づけとか。あと、今まで、ケアしてきた経過の中で、『あなたはちゃんとケアしてきたんじゃないの?』っていうようなことを、伝えてあげるようにしました。それは、やっぱり私の役割だな、というのはすごく思っていたので」。

こうしたアイザワさんの真意は、部下に伝わっていたようである。「私の時代になってから、辞めていく人はいなかった。結婚とか出産とかで、辞めるってことはありましたけど。仕事のことが嫌になってとか。『ほかの病院に行きたくなりました』みたいな。そんな感じで辞めた人は、6年間の中ではほとんどいなかった」と、アイザワさんは語っていた。

アイザワさんの部下へのかかわりは、時に厳しさを併せ持つ。しかし、決して言いっぱなしではなく、自分が突きつけた言葉が与えた影響をきちんと受け止め、それを引き受ける姿勢が感じられた。だからこそ、部下はその真意を汲み、長く働き続けたのだろう。

投企5:生きて自分を待ってくれた患者に感謝し、治療の是非を争わない

アイザワさんは、緩和ケア病棟で働いた6年間、しばしば医師との関係に苦労したという。医師の不在が続いた後、ようやく着任した50代の男性医師はいろいろと問題を起こし、アイザワさんはその男性医師の在職中、その対応に追われてしまう。その実例としてアイザワさんが詳細に語ったのが、患者に胸腔穿刺を行うかどうかでその医師と看護師が激しく対立した場面であった。

アイザワさんは、その場面を語り出すと、割りきれない気持ちが今も蘇るようだ。言葉を選びながら、少し低い声で語り始めた。

「食道がんの人が気胸を起こしたんですよ。血圧ももうすごく下がっていて、余命は『数日だろう』という感じだったんです。その方は、ほんとに天涯孤独というか、全然身内のいない方だったんですね。胸部写真撮ったらもちろん気胸

になっていたんですが。先生は、なぜ気胸になったのかを確認したかったんです。でも、食道がんが浸潤していけば、気管支にいっちゃうに決まってるじゃないですか。進行によっての気胸っていうのは、もうあり得るじゃないですか」。わざわざ確認するまでもない、というのがアイザワさんを含めた看護師の意見であった。

さらに患者の病状は極めて重篤だった。「全身冷や汗になってるような状態だし。今トロッカー入れて脱気をして、一時的に呼吸が楽になったとしても、この人は明日まで生きれるのかな、っていうような状況だったんです。うちのスタッフたちは全員が、もうセディエーションかけるべきだ。そういう痛い思いして、命を少し長らえたとしても、人が会いに来るわけでもないし。本当にスタッフだけで看取る人だったので、今さら穿刺をして確認して、じゃあトロッカー入れるか入れないか。そんな判断をする場合じゃねえだろう、みたいな気持ちでした」。看護師が反対しても、医師は引かない。

「日勤の終わりのときでした。私も先生に、『先生、今もうそういう時期じゃないでしょう。本当に最後の最後で、セディエーションかける時期なんじゃないんですか?』って言ったら、『なんでセディエーションかけなきゃいけないんだ! まず気胸の治療が先だろう』って話になっちゃって。それでみんなが対立して、泣きながら、『そんなのやったら、私辞めます!』とか言うスタッフがいたり」。収拾がつかない状況になった。

困ったアイザワさんは、主治医の上司である内科部長と看護部長に相談する。「内科部長呼んできて、『先生、なんとかしてくださいよ』。でも医者同士だから、言えないんですよね」。一方の看護部長は、「『確かに、つらいし、本人にとっても、本当に確かに、やるべきじゃないだろう』って。『だけどやっぱり、医者がやると言ってる以上は、やっぱりそれはやらざるを得ない』っていうことになったんですよ」。いずれも主治医の判断を覆すことはできず、胸腔穿刺をやらざるを得ない状況になった。

そこでアイザワさんは、自分が医師の介助につく選択をした。「私も納得してない。でも、先生はやるって言っているから、どうしようもないし。それで一応、『じゃあわかった。私が責任とる』っていうことで、私が介助について、結局

やったんです」。

検査を終えて、医師は言った。「ああ、やっぱりがんの浸潤で気胸になったんだね。やっぱりセディエーションかけたほうがいいね」。この言葉を聞いて、アイザワさんは怒りがこみ上げてきた。「そんな大変な痛い思いをさせておいて、今頃言うなよ！っていう、すっごい怒りが出てきて。でも、出てきているわりには、医者にそれが言えない、みたいな感じのところがあって」。アイザワさんは苦しい胸の内を語った。

患者の反応は決して悪くなかった。「トロッカーカテーテルを入れて、排液して。もちろん本人は一時的に楽になって。そりゃあ患者さんだから、先生に『ありがとうございました』って言うわよね。もちろん言いました。そりゃまあ確かに。しかし、最終的にセディエーションをかけることになって。『痛かったね、つらかったね。少しこれで楽になるといいね』って言って、私は帰ってきたけど。先生は『楽になるよ』と言ったんです。それには、『先生、ちょっと違うよ！』とか思いながら」。

胸腔穿刺が終わり、セディエーションが開始になっても、アイザワさんの気持ちが軽くなることはなかった。

「その後も、準夜さんたちが落ち着かない。準夜の人たちにしてみれば、介助についてる私に対しても、怒りがあるし。『やるべきではなかった』っていうのがやっぱりあったから。私もずっと板挟み状態で。スタッフたちと緩和を希望して入院した患者の気持ちについて話したり。ずっと『そうだよね』『そうだよね』っていうような患者の立場についての話をして。結局深夜12時過ぎに家に帰ってきて。結局こっちは悶々としてるわけですよ」。

そしてその怒りを受け止めるアイザワさん自身も割りきれない気持ちだった。「やっぱり『間違ってるんじゃないか』って。介助をしないで、みんなでそっぽ向くべきだったんではないか、っていうような思いとが、ものすごい葛藤になって」。家に帰ってからも悶々としたという。

「翌朝、初めてうつってこうゆうもんかと思いました。服は着替えてるんだけど、家を出れないんですよ。処置終わった後に、先生が黙ってれば、家を出れないほどショックにはならなかったと思うんですけど。ナースステーションに戻って先

生が、『やっぱり、浸潤して起きた気胸だったね。やらないほうがよかったね』って。私か〜っと血が上るみたいな感じで、『そんなことスタッフに言わないでくださいね』って、思わずどなりつけちゃったんです。『そんなの最初からわかってましたよ！』っていう感じで。これには、先生も、すごい、申し訳なかったっていう感じでした」。

このときなんとか出勤したのは、夫が背中を押したからだと、アイザワさんはいう。「『あんたが行きたくないのと同じで、スタッフたちだって、先生といっしょに仕事したくないんだろう？』って言われました。『あんたが行かなかったら、ほかのスタッフたちはどうすんだ？ あんた行くしかねえだろう』って。それで、もうほんとに、タクシーに突っ込まれた、みたいな。『しょうがねえなあ』みたいな感じで、タクシー乗って行っちゃった、みたいな。でも、行くときももう、本当にその日の出勤は、泣きながら出勤したって感じだった。よく行ったな、と思ってますけど、今思えば。多分行ってなかったら、そのまま、うつに突入していっちゃったと思う。きっと」。

そして、この状態を脱することができたのは患者のおかげだった。「そのときに、患者さんが待っててくれたんです」。そう言ってアイザワさんは、声高く笑った。「多分、患者さんが待ってなければ、私多分、仕事続けられなかったかもしれない。もちろん、会話はできないですよ。会話ができないけれども、生きててくださってたっていうところが、私の中には、すごくあって。その後に、お昼前に亡くなったんです、その人。これがね、もし、2、3日後に亡くなってれば、私の中で多分、『ああ患者さん、私のために待ってくれてた』っていうふうには、多分思わなかったでしょう。私が行って、夜勤さんからの申し送りを受けて。『とりあえずバイタル、低め安定です』っていうような送りを受けて、10時くらいに『もう脈測れません』っていうような話で。その後、お昼前には死亡確認していたので。自分の中では、私のために待ってくれたっていうのを、すごく感じたんです。それでこう、ある意味辞めそうになった自分を留めてくれたのはやっぱり、患者さんというか。そんな気持ちでした」。

この事件から数年が経った。アイザワさんは、今も当時の判断に確信はもてずにいると話す。「介助についたことが、果たしてよかったのか、悪かったのか、

いまだに答えは出てないです。自分の中にも、『医者が言うことはきかなきゃいけない』みたいなところがやっぱりあって。でも、胸腔ドレナージ自体は、一般病棟だったら、やる処置。緩和ケアでなければ、やる処置。その処置が、正しかったかどうかっていうようなことは、自分の中ではいまだに判断できていない」。

　この語りの中でアイザワさんは、男性医師との関係についても、一定の決着をつけている。「先生自身が、自信がないのは知ってたんです。私はずっと。ってゆうのは、私にしか言えない部分は先生すごくあって。ほかに先生がいないから、相談する先生。緩和ケアに1人しかいない医師だったので。内科の先生たちも、全然違う大学の先生だから。そんなに相談できる内科の医者もいないし。みんな年下ばっかり、みたいな感じもあって。だからそういう意味では、先生自身も孤立している、っていうのは、もう、重々わかっていて。だからいつも、先生の、できるだけこう、やっぱり理解者になろうっていうのは、常にあったんです、自分の中では。だからいろんな先生の愚痴とかっていうのも、しょっちゅう聞いて。そん中で、もちろんその、スタッフのことも言われて、かちんときたりなんていうことも、もちろんあって。『そこまで言われたくねえよ』とかって、あったんですけど」。複雑な胸の内を語りながら、アイザワさんは、突き抜けるように笑った。

　アイザワさんは、ここで「治療重視の医師と、QOL重視の看護師」という、終末期医療でしばしば語られるステレオタイプの対立を乗り越えている。そして、結局1年で退職した男性医師とのかかわりを、以下のように述べた。

　「先生は来たときから1人。最初から孤立してるわけじゃないですか。周りにそんな味方になってくれるような人、サポートしてくれるような人がいるわけじゃないので。やっぱり頭ではなんか、そう思っていても、なかなかそこを受け止めることのできなかった、自分っていうのに対しては、『先生つらかったんだろうな。だから1年で辞めちゃった』ってゆうのもありますね。ほんと、申し訳なかったと思うのね、先生に対して。先生、不器用なんだよね。結局、自分の思いとかそういうのをうまく伝えられないし。で、50過ぎていたから、結局、自分ができない部分っていうのも、素直に言えなかった。自分で守るべきものもあったりとかしているから。お互いが、牽制しあってるみたいな。それを思うと、やっぱ

り先生大変なんだっていうことを、もうちょっとわかってあげなきゃいけなかった
かな、っていう気持ちにもなるんです」。

　死にゆく患者を前にそれぞれが必死であったことを、アイザワさんは十分理
解している。そしてこの心境は、患者への感謝があればこそ、到達できた心境
だったと考える。

5　アイザワさんの根源的選択：
##　　対話しながら妥当性を探り、正しさを争わない

　「第3の契機」で記述された5つの投企に、「第1の契機」「第2の契機」を合
わせて分析し、アイザワさんの根源的選択を明らかにする。なお、本研究では
根源的選択を、「生い立ちや生きた時代を通じて我がものとした、状況に対す
る態度」と定義している。

　アイザワさんの根源的選択は、「対話しながら妥当性を探り、正しさを争わ
ない」態度である。アイザワさんは、非常に倫理的な厳しさをもつ一方で、正義、
不正義を単純に決めつけない、寛容さを大切にしていた。以下、アイザワさんの
5つの投企[表2]から、この根源的選択がどのように導き出されたかを記述する。

■■■■「投企1：人が亡くなる前の輝きに気づけるよう、治療よりもその人をみる」
　　　について

　アイザワさんは、スキルス胃がんで亡くなった青年の話をしながら、がん専
門病院での医療について抱いた疑問を表出している。「やっぱりがん専門病院

[表2]アイザワさんの投企

投企1	人が亡くなる前の輝きに気づけるよう、治療よりもその人をみる
投企2	先を予測しあきらめないために、いちばん元気な姿を忘れない
投企3	緩和ケア病棟の閉鎖性を打破するため、外部の目を入れる
投企4	「亡くなって当たり前」の価値観を否定し、緩和ケアの妥当性を厳しく問う
投企5	生きて自分を待ってくれた患者に感謝し、治療の是非を争わない

なので、『え? こんなんで手術するんだ?』っていうような状態でも、結構手術は行われていたというか」「『え? まだ抗がん剤やるの?』って。もう本人自身も、全然血液の上がりもよろしくないし、白血球上げるような薬を使いながら、抗がん剤やるってどうなの? とか。やっぱり『え? ここまでやる必要あるのかな〜』って思うことは多々あって」。

　それぞれについて、アイザワさんは明確な是非は明らかにしない。「それを望んで来ている人がいるのかな」「ただ、本人たちがここに来るということは、やっぱりそれを望んで来てるんだから。でもやっぱり、医者、医療従事者としては、『こうゆう選択肢もあるよ』って伝えてあげるのも、必要なんじゃないかな」。アイザワさんは、白黒をつけるより、実際に目の当たりにした多くの患者とその家族の心情を語ろうとしていた。

　インタビューの中で、アイザワさんは、死を前にした青年が、クリスマスイヴの1日、奇跡的な回復を見せた状況を感情込めて話した。「彼、イヴのときに、体調がすごくよかったんです。お母様は『今日イヴだし、ちょっと家に帰ってくるわ』っていうような話で。で、『それじゃ気をつけて』っていう話をしてて。雪降ってないのに、彼が『今日はホワイトクリスマスだね』って言ったんですよね」。

　アイザワさんは、この青年とかかわった時期の自分は20代前半で、「まだ『えいや!』って仕事してる頃」と表現した。まだ若く、熟練しない業務に追われ、深い葛藤を抱く余裕がなかったさまがうかがえた。この時期に青年と出会ったアイザワさんが、ここで話した内容を、出会った当時から考えていたとは思えない。

　アイザワさんは、その後、緩和ケア病棟で働く選択をしたことからも、がん専門病院で働く中で、進行したがんへの積極的治療には限界を感じ、緩和医療も選択肢と考えていたのは確かである。青年の治療経過について振り返ったときに、複雑な気持ちを抱いた可能性もある。

　青年を語るに際し、アイザワさんは治療経過の詳細は抜きにして、いつも母親が自分の面会に来て、さみしい思いをさせている弟を気遣った、兄としての青年を語った。それはアイザワさん自身が葛藤を乗り越え、治療の是非を乗り越えるためにも、必要な語りだったと思われる。

■■■■■■■「投企2：先を予測しあきらめないために、いちばん元気な姿を忘れない」について

　アイザワさんは、がんの専門病院で画期的な骨肉腫の治療を見る機会があったという。10歳くらいの男の子は、「膝のちょうど上、大腿部の下部のほうに、肉腫があったんですよ。で、その大腿骨を取って、がんのところを、大腿骨の半分くらいのところで切断して。そうすると、足がなくなっちゃうじゃないですか。で、それを、膝から下の部分を、大腿骨の下のほうに、逆向きに繋げるんです。こうすると、幻肢がない。義足が安定するんです。その効果があって、その子は義足をしてサッカーボールが蹴れるようになりました」。

　これを語るアイザワさんは、とてもうれしそうに、弾んだ口調であった。しかし、骨肉腫の予後は厳しく、約2年程度で亡くなる人が多い。術後は明るかったその子も、「どんどん、どんどん、暗くなって。もちろん、抗がん剤の効きも、確かに悪かったから。全身状態も悪くなっていったと思うんだけども。入院してくるたんびに、本人の元気さがだんだん、だんだんなくなっていっちゃうから。『ああ、つらいなあ』みたいな。そうゆうのがあったんですけどね」。

　この暗くなる理由は、学校側の受け入れ体制にもあった、とアイザワさんは悲しそうに話した。まず、当時の学校は洋式トイレがない。「和式だと、やっぱり立てないんですね。結局学校でトイレができないってゆうようなことが、だんだんとストレスになって」。次の障害は階段だった。学年が上がったからか、その子のクラスは3階の教室に移った。エレベーターのない学校は、その子が1人で移動するのは不可能である。「先生が介助してあげる、とかなんとか言ってたらしいんだけど、そんなの1日に何回もあるわけじゃないですか。だんだん本人がそれが嫌になってきて」。

　結局学校に行かなくなったその子は家にこもるようになり、暗い表情で入院してくるようになった。アイザワさんは教員のかかわりにも原因の一端があった可能性を指摘するが、最終的に当時の学校ならば、やむを得なかったと結論づける。「そのときの先生の対応とかも、もしかしたら問題があったのかもしれません。『え～、また』みたいなのは、どっか表情にあったのかも。でも、今から20年ぐらい前っていうのは、一般の小学校で、そこまでっていうのはなかなかでき

ないと思うんです」。

　アイザワさんは、学校の対応に問題があると感じる一方、その影響を過剰に見積もることはしない。その子とかかわり、その子の背景に思いを寄せ、当時の学校の責任は追及しない態度を選んでいる。

　そして、アイザワさんは、やがては下り坂を下りるとわかっている病状を脇に置いて、サッカーをして喜んでいたその子のことを語る。「サッカー、大好きな子だったので。『よかったね〜』って。『廊下を走るな！』って言うのに走ってみせたりとか。『すごい。なんか……、やっぱりすごいなぁ』って、感動してたんですよ」。

　それはアイザワさん自身が、なりゆきが見えてしまう絶望感を乗り越えようとするからであり、一時的にであれ回復したことを心から喜ぶ選択が現れていた。

■■■■■「投企3：緩和ケア病棟の閉鎖性を打破するため、外部の目を入れる」について

　アイザワさんは、がん専門病院を退職後、緩和ケア病棟で働くために市中病院に就職した。しかし、病院側の事情で、なかなか緩和ケア病棟に配属されず、希望がかなうまでに、就職から3年以上が経っていた。

　緩和ケア病棟に移った後、アイザワさんはそこの実質的な管理者として、病棟運営の中心的な役割を果たした。しかし、病棟はアイザワさんから見て危機的な状況にあったという。この状況をアイザワさんは「もう病棟自体が崩壊してるっていうような感じになっていて。外からの目がない。結局自分たちだけで、完結してるみたいな感じがありました」と語っている。

　私はこの言葉を聞いたとき、その具体的な状況を一歩踏み込んで聞きたいと考えた。一方で、同じように緩和ケア病棟の管理者を務めていた者として、その状況がありありと想像がつき、無理に引き出そうとすることを躊躇した。

　第3の契機でも述べたように、緩和ケア病棟は、病棟の構造と制度、その両面から他の部署から孤立し、閉鎖的になりやすい特徴をもつ。まず構造は、入り口にドアがつき、他の部署に比べて外部の人間は入りにくい。また、制度の面では、緩和ケア病棟独自の入院受け入れ審査があり、他の病棟とは業務の流れが異なっている。

これに加えて緩和ケア病棟が孤立し、閉鎖的になりやすい3つ目の特徴として、私は、職員の心理的特徴を指摘したい。緩和ケアにかかわる医療者は、医師も看護師も、自らの働く場所を「特別な場所」と考える傾向があるのではないだろうか。特に医師は、院内の様々な取り決めに関して、「緩和ケア病棟だから、これはやらなくてよいはずだ」と、いわば特別扱いを求める傾向があり、看護師もそれに流される場面があった。

　恐らくは、こうしたことがアイザワさんの周辺でもあり、それを詳細に語りづらい気持ちがあったのではないか。アイザワさんは、具体的に語ろうとはせず、私はその「語られないこと」に意味があると判断した。

　そして、アイザワさんは、いろいろなイベントを行うほか、ケアにボランティアの手を借りる、定期カンファレンスにリハビリ、栄養科、薬剤師、ケースワーカーは絶対欠かさず出席するほか、外部からの見学や、実習生も受け入れたという。その結果、「私が緩和ケアに行ってから、『緩和ケアのスタッフたち変わったね』って、ものすごく言われました」という変化が起きた。

　この語りには、外部の人を積極的に入れ、人とやり取りする中で、妥当な形をつくっていく、アイザワさんの姿勢が現れている。そして、自らの正しさを主張する意図がないからこそ、自分が着任する前に生まれた問題点について、アイザワさんがあえて語らなかったと考えた。

■■■■■「投企4：「亡くなって当たり前」の価値観を否定し、緩和ケアの妥当性を厳しく問う」について

　アイザワさんは、話しているととても温かい人である。情感豊かに、温かい言葉を選び、人を裁かないように気を遣っているように感じた。一方でアイザワさんは確固たる倫理観をもち、それを貫く厳しさももつ。アイザワさんがその厳しさをはっきりと見せたのが、この語りであった。

　「あるとき、私の中で、『この人が亡くなっても、誰も疑わない』って、感じたことがあったんです。明らかなミスではなくても、例えば『痛い、痛い』で、痛み止めを追加していくじゃないですか。そうすると、ある一定の量にくると、やっぱりオーバードーズになっちゃうじゃないですか。『もうちょっと、薬の使い方があっ

たんじゃないかな』みたいなケースが、やっぱりあったんですよね」。

　背景には、「亡くなって当たり前というような価値観をもっては絶対にいけない」というアイザワさんの強い倫理観があった。そして、上司である看護部長もまた、「亡くなってく人ばかりのところで、評価をするというのは難しい」という共通認識をもち、「亡くなって当たり前というような価値観をもっては絶対にいけない」との気持ちで一致していたという。

　これ以降、アイザワさんは「いつもみんなに、『亡くなって当たり前だからこそ、自分が今やっているのは、この人にどういう意味があるのか、常に考えてやってほしい』とすごく厳しく言っていた」という。しかし、すべての部下が進んでそのようにできたとはいえなかったようだ。

　「私自身が納得いってないけど、本人は納得いってるってケースも、中にはあるんですよ。そうゆうケースに関しては意識的にものすごい時間を割いて話し合っていたし。時間経ってから『私あのときにこういうふうに言って、あなたをものすごい傷つけたと思うんだけど、どう?』と聞いてみたこともあります」。

　時には強く勧めて、部下に看護を振り返らせるアイザワさんだが、そこには一方的な叱責や指導ではない、相互性がある。正解が最初から決まっているわけではない。あくまでも対話の中で、どのようなかかわりが妥当だったかを探るのが、アイザワさんの働きかけである。

■■■■■「投企5：生きて自分を待ってくれた患者に感謝し、治療の是非を争わない」について

　アイザワさんが最も時間をかけ、涙さえ見せながら語ったのが、胸腔穿刺をめぐって50代の医師と争った緩和ケア病棟の体験であった。「食道がんの人が気胸を起こしたんですよ。血圧ももうすごく下がっていて、余命は『数日だろう』という感じだったんです。その方は、ほんとに天涯孤独というか、全然身内のいない方だったんですね。胸部写真撮ったらもちろん気胸になっていたんですが。先生は、なぜ気胸になったのかを確認したかったんです」。

　医師は気胸の原因を確認するため、胸腔穿刺を行いたいと主張した。すでに病状が悪い患者に対しての侵襲的な処置は妥当なのか。看護師は全員、

「行うべきではない」という考えで一致していた。しかし、医師は引かず、結局アイザワさんが介助につき、行われてしまった。

　結果はがんの浸潤による気胸だった。「ああ、やっぱりがんの浸潤で気胸になったんだね。やっぱりセディエーションかけたほうがいいね」。この言葉にアイザワさんは、「そんな大変な痛い思いをさせておいて、今頃言うなよ！っていう、すっごい怒りが出てきて。でも、出てきているわりには、医者にそれが言えない、みたいな感じのところがあって」、強い葛藤から、うつ状態に陥ってしまう。

　翌朝出勤不能の状態になったアイザワさんを、夫が送り出し、到着した病院には、問題になっていた患者がまだ生きており、アイザワさんは「そのときに、患者さんが待っててくれたんです」と笑いながら言った。「多分、患者さんが待ってなければ、私多分、仕事続けられなかったかもしれない。もちろん、会話はできないですよ。会話ができないけれども、生きててくださってたっていうところが、私の中には、すごくあって。その後に、お昼前に亡くなったんです、その人。これがね。もし、2、3日後に亡くなってれば、私の中で多分、『ああ患者さん、私のために待ってくれてた』っていうふうには、多分思わなかったでしょう」。

　今の気持ちをアイザワさんはこう語る。「胸腔ドレナージ自体は、一般病棟だったら、やる処置。緩和ケアでなければ、やる処置。その処置が、正しかったかどうかっていうようなことは、自分の中ではいまだに判断できていない」。そして、判断しないままの態度を、アイザワさんは選んでいる。患者への感謝があればこそ、アイザワさんは、胸腔穿刺が是か非か、という問いから抜け出すことができたようにみえる。医師との対話は残念ながら成り立たなかった。しかし、アイザワさんは内なる患者との対話を通じ、治療をめぐる争いを棚上げしたのである。

〈引用文献〉

1）——氏家幸子：看護教育の変遷. 日本看護歴史学会 編：日本の看護120年─歴史をつくるあなたへ, p.95, 日本看護協会出版会, 2008.

2）——前掲書[1], p.95–96.

3）——文部科学省：2019年度 看護系大学に係る基礎データ, 2019.
http://www.mext.go.jp/b_menu/shingi/chousa/koutou/098/gijiroku/__icsFiles/afieldfile/2019/05/27/1417062_4_1.pdf

4）——厚生労働省：看護職員の現状と推移, 第1回看護職員需給見通しに関する検討会資料, 2014.
http://www.mhlw.go.jp/file/05-Shingikai-10801000-Iseikyoku-Soumuka/0000072895.pdf

5）——厚生労働省：平成 28 年衛生行政報告例（就業医療関係者）の概況, 2016.
https://www.mhlw.go.jp/toukei/saikin/hw/eisei/16/dl/gaikyo.pdf

6）——草刈淳子：保健・医療制度と看護. 前掲書[1], p.44.

7）——今井礼子, 鎌田 正：手術のできない骨肉腫に対する重粒子線治療, 放医研NEWS, No.79, p.6, 2003.

IV

イシハラさんの
人生と看護

1　インタビュー当時のイシハラさん

■■■■ 1　インタビューの導入

　イシハラさんへのインタビューは2011年12月に行われた。イシハラさんは1978（昭和53）年に生まれ、面接当時30代前半の女性であった。同世代の夫と2歳、1歳の乳幼児との4人家族で暮らす。沖縄で育ち、本州にある医療技術短期大学に進学した。

　イシハラさんは新卒で300床以下の総合病院に就職し、消化器外科・呼吸器外科の混合病棟で3年勤務した。その後、現在も勤務する精神科病院に移り、2回の産休、育休を経て、約10年勤務していた。精神科での経験は、閉鎖病棟3か所、準急性期5年、高齢者・合併症2年、急性期1年。現在は訪問看護室に所属しており、役職は副師長である。フィールドノートには、以下の記載がある。

> 勤務後、誰もいない職場で、話をうかがう。急な依頼に、快く応じていただいたことに、心から感謝している。

　素っ気ない記述であるが、［急な依頼に、快く応じていただいたことに、心から感謝している］の一文は、そのときの私の気持ちがそのまま現れている。なぜなら、20代から60代まで各1人ずつ、計5人の研究参加者のデータを取り終え、結果を書いたところで、30代の研究参加者から参加取り下げの申し出があったからだ。1月末の博士論文提出まで、残りは2か月を切っていた。

　私の人間関係の中から、共感的に話が聞ける30代の看護師を再度選出し、イシハラさんに依頼した。保育園に子どもを預けて働く状況では、難しいかと懸念したが、本当に快く引き受けていただいた。

　インタビューに際して、改めて研究の説明をした際、「本当に私の話なんかでいいんですか? 私は、なんでも話すし、何を書いてもらってもいいんですけど。それだけが心配」と笑って話していたことが、今も記憶に残っている。

インタビュー当時にイシハラさんが所属していた訪問看護室は、2011年に第2子出産後の育児休職が終わり、復職した際の異動先だった。副師長に昇格したのは第2子出産前で、今の病院に勤務して6～7年経った頃だった。当時としては早い昇格であり、年長者が多く働く中では、気苦労もあったのではないかと推察した。

その点について尋ねると、イシハラさんは、その間の事情をいくつか話しながらも、シンプルに答えた。「与えられたことはやってみようかな、と思って」。このひと言に、イシハラさんの働き方が現れていると感じた。

そもそもイシハラさんが今の精神科病院に来たのは、最初に就職した身体科中心の病院を離れたいと考えたのがきっかけだったという。学生時代の精神科での実習を機に、「精神っていうのもちょっと、興味はあった」。そこで、インターネットを中心に情報を集め、今の病院に応募したのだそうだ。

「私が来る前に、事件があって、新聞なんかにも出たようなんです。保護室で、拘束されてる患者さんが、亡くなったんですよ。面接した看護部長からは、『なんで知ったの?』って聞かれたんですけど、多分いろんな意味で聞いたんでしょうね。でも、私は、そういうことはまったく知らなくて。『ネットで見て、来た』みたいなことを答えたと思います。『で、どうしたいの? どこ行きたいの?』って聞かれたから、『まずは閉鎖とか行ってみたいですね』みたいなこと言ったら、『じゃあいつから来れる?』みたいな感じで、トントン拍子に決まって。『ああ、こんなもんなのかな?』と思いながら来ました」。

配属はたまたま、事故のあった病棟だった。そこでイシハラさんは、身体拘束を減らすことにエネルギーを注ぐことになる。

■■■■ 3 精神科病院のよさ

私も、身体科中心の病院から精神科病院に移った経歴があり、その点はイシハラさんと共通している。精神科病院に移って身体科と違うと感じたことについて、話してもらった。

まず、イシハラさんは「違ってました。スタッフも。患者も。来る前から、患者

は変だろうって思ってただろうから……。スタッフで驚いたことのほうが大きいかもしれないですね」と言って笑った。具体的には、年配の職員が多かったことと、患者との距離感だったという。

「やっぱり患者さんとの距離感かな、最初は。前の病院よりも、スタッフが名前で呼ばれていると思いました。『看護婦さん』っていうよりは、名前で呼ばれてて。互いに、敬語じゃなかったりもするし。スタッフが、その人のキャラで物事1個1個答えているような気がして、スタッフのキャラで患者をみてるな、ってすごい思いました」。

そして、スタッフが自分のキャラクターを生かす看護は、標準化にはなじまない。「前のところは、みんなと同じことをしないとサービスじゃない、っていうのがあったので。だからすごく、看護師を鍛えようとしていたというのがあるんですけど。ここはもう、それぞれのキャラでやってるな、っていう印象がありました」。

ただし、キャラクターを生かす、個性豊かな看護は、その人の人間性次第で、良くも悪くもなる危うさがある。「以前は、それこそ、患者さんにジュースおごっちゃうような人とかもいたりして。そんな頃から、今に至るまで、ちょうどいろいろなことが変わる時期にいたと思うんですね」。

時間の経過とともに、教育体制も整い、変化していく過程を、イシハラさんは実感していた。また、別の病院で働く人から、「自由な雰囲気のわりには、事故が少ない病院だ、と言われたことがあります」と語り、自らが勤務する病院の看護を肯定的に評価できているように感じた。

2 第1の契機：イシハラさんの幼少期から看護師として働き出すまでの人生

1 不便な地にある学校で看護を学ぶ

イシハラさんは1978（昭和53）年に、沖縄で生まれた。高校時代から親から自立したいと漠然と希望し、自活を目指していたと語る。

「とりあえず、家を出たかった。自活したかった。でも、自活する前に学校行って。遊びたい。自分のお金で使いたい。買いたい。どっか行きたい。トレンディドラマ、ああいうのに憧れてましたね。なんか。そうですね。かっこよくみえ

たんですね。いろいろ。『内地に出てみたい』って思ってました」。

　この「内地に出てみたい」感覚は同年代の友人とも共有され、いっしょに本土を目指す友人も複数いた。そのため、イシハラさんは進学先を選ぶにあたって、こうした友人と会えるロケーションを考えたという。

　「その学校なら、大阪の友だちも、東京の友だちも、会いに行けると思ってたんです。電車っていうもので本土はつながってると思ってたので。中途半端にみんなに会おうと欲張ったんですね。電車ってもんがあれば、乗ればどこにでも行けると思って。名古屋にも友だちいたので、いちばんいいじゃん、みたいな」。

　ただしその学校を選んだのは、こうした意図をもっての選択ではなく、進路決定が遅かったからだったそうだ。「あんまりいろいろ進路のこと考えてなかったんです。で、そこの学校が、推薦が遅くまでやってたんです。12月まで」。こうしてイシハラさんは「推薦（入試）で行ったとき、初めて知っただけ」の土地で3年間を過ごすことになった。ところが、そこは友人が暮らす東京、大阪、名古屋のどこに出るのも不便な場所だった。

　「『内地の田舎』っていうのは、沖縄の田舎よりも、大変な田舎なんですね。そうゆうことも知らなかった。内地に行けばつながってると思ったんですよ。すべてが」と、イシハラさんは笑いながら語った。

　在学中は寮で生活したイシハラさんだが、寮生活は、なかなか快適とはいかなかったようだ。「寮で同じお部屋になった子や、その親御さんたちにも、よくしてもらったんですけど、やっぱり寮が女の闘いみたいなのがあって。なんか、ちょっとめんどくさかったですね」。

　医療技術短期大学には、臨床検査技師など看護以外の学科もあった。イシハラさんは「看護よりも、ほかの学科の友人と遊ぶほうが多かった」と後で話していた。

■■■ 2　ドライな父親、脳天気な母親

　「とりあえず、家を出たかった。自活したかった」とイシハラさんが語った背景には、両親との関係もあった。「ちょっとお父さんとお母さんが、仲が悪い時期と

かあったので、そういう場所にいたくなかった、っていうのもあるし。あと、お父さんが厳しい人だったので、早く家出たい、っていうのもあった」。

　10代という多感な年代は、多くの家庭で、両親との関係は難しくなる。イシハラさんから見た父親は、親しみやすい存在ではなかったようだ。「小中高と、父親がうっとおしかったですね。うっとおしい人間だった。偏屈だったんです。母親はなんでこんな人といっしょにいるんだろう、って思ってて、別にほんとにあのときは何もわからずに、『離婚すればいいのにね』って思ってたんですよね。つまんない男だし。だからうちらは、下でみんなでテレビ観てても、父親が帰ってくると、もうみんな2階に上がる、とかいう家だったんですよ。顔見たらなんか言われるから、っていう感じで」。

　母親は看護師だったが、イシハラさん自身は自分の職業選択と母親の仕事を関連づけて話すことはなかった。「お父さんは不動産で勤めてて、今は定年ですけど。母は看護婦で、沖縄の精神科病院で今も働いています。施設で働いていたこともありました。私たちが生まれて子育てしてる時期は、しばらくやってなくて。私たちが大きくなってから精神科病院で働いてます。この母親がまた、なんていうんですかね。脳天気なんですよ。父親はうるさくて、っていうのがあったんですけど、全然違う」。

　父親についてはなかなか厳しいイシハラさんだったが、「『夢も希望もない父親』って言ったら変ですけど。ドライだったんです。すごく」と苦笑しつつ、その勘の鋭さに驚いたエピソードを語ってくれた。

　「私たち家族がマンションから一軒家に引っ越して、何年か経った後に、そのマンションでいっしょだった子の親から電話があったんですよ。お母さんに電話を代わってからは、話の内容は聞かなかったんですけど。お父さんに、『何々ちゃんのお母さんから電話あったんだよ。久しぶりで、すごくない?』とか言ったら、父親が私に、『こんなたまに電話してくる奴なんて、金の要求だ』って言ったんですよ。すっごいどん引きして。『やだ!』って思って。ところが、それが当たってたんです。結果ね。いっつもそうです。父親は、子どもの私に言わなくていいような厳しいことを、いつも言うんですけど、当たってるんですよ。すごいそれがまた悔しくてね。『子どもにはもうちょっと言い方変えてもいいんじゃな

いか』って子どもながらに思ってたんです。もうちょっと、夢のあることをね。教え
てくれてもいいんじゃないか、って思ってたんですけど」。

　ほかのきょうだいが父親についてどう思っていたのか尋ねると、イシハラさん
は「どう思ってたんでしょうね。でも、子ども4人は、みんな（家を）出ましたからね。
父親もどっちかっていうと、1回内地に行きなさい、っていう感じだったんで。沖
縄だけにずっといるな、っていう父親ではあったので。わかんないですね」と
笑った。

■■■■■ 3　とにかく自立を目指す

　面接の終盤に、「看護師をしていてよかったことは何か」と尋ねると、イシハ
ラさんは躊躇なく「ナースやっててよかったこと。それは、夢の自活ができること
です」と笑いながら答えた。「ちゃんと親のほうから自立できて、自分で自分の
生活してる、っていうのは、今でもうれしいですし。自分の中では終わった目
標なんですけれども。よかったな、って思ってます」と語った。

　ここでいう自活とは、冒頭で語られた「自活したかった。でも、自活する前に
学校行って。遊びたい。自分のお金で使いたい。買いたい。どっか行きたい」
という素直な気持ちそのものであり、経済的自立を指すものと考えられる。イシ
ハラさんの語りからは、自活への強い意思が感じられた。

　一方、その自活を実現するための手段への強いこだわりは感じられず、選
んだ仕事がなぜ看護師だったのか、その動機については明確に語られなかっ
た。入学した医療技術短期大学も推薦入試に間に合うという、消極的な理由
であった。

　この点は、私自身も、経済的自立のために資格職を目指し、たまたま看護
師に行き会った、という経過であった。したがって、イシハラさんにとってはま
ず自活することが最大の目標であり、看護師という仕事は後からついてきた。
そんななりゆきも、容易に推測できるのである。

3 第2の契機：イシハラさんが看護師として生きる 時代の制約と可能性

イシハラさんが看護師として生きた時代の制約と可能性は、バブル経済崩壊以降日本が突入した、長引く不況と就職難の時代と、女性の高等教育が当たり前になった時代の変化であったと考える。

なお、ここでいうバブル経済とは、1986（昭和61）年12月から1991（平成3）年2月頃まで続いた好景気を指す。また、これ以降1990年代半ばから2000年代前半の不況では、極端に求人が減り、就職氷河期と呼ばれた。この影響を被ったのは、1970（昭和45）年から1982（昭和57）年や1984（昭和59）年までに生まれた人たちで、イシハラさんもこれに該当する。

また、戦後日本が豊かになり、男女における教育の機会均等が徐々に進んだ。時代が下るほど、高校卒業後の女性の進学率は上がり、専門学校、短期大学、大学への進学が当たり前になってきた。イシハラさんが自然な形で医療技術大学に進学し、看護師になれたことは、こうした時代の変化が後押ししたといえる。

■■■■ 1　就職難と看護師

1978（昭和53）年生まれのイシハラさんが看護師として働き始めたのは2001（平成13）年である。この時期の日本は、バブル経済崩壊後の1990年代前半から2000年代前半にわたる「失われた10年」の只中であり、いわゆる「就職氷河期」の中で職業選択をし、就職した世代であった。

ただし、イシハラさんの語りには、「就職氷河期」「不況」といった、社会背景はまったく出てきていない。これは、イシハラさんが高校卒業後の進路として、看護師になる道を選んだからであろう。これについては、私も同様の経験をしている。

この就職氷河期の前にも、女性には「女子大生の就職難」といわれる状況があった。私はこれに直面し、看護師を志望したいきさつがある。私が看護専門学校に入学を決めたのは、昭和58（1983）年の夏、4年制大学文学部2年生の

ときだった。昭和60（1985）年に男女雇用機会均等法が制定される前であり、これができるきっかけともなる女子大生の就職難が連日報じられた時期であった。

　ただし、大学を中退して看護専門学校に入学した時点で、「女子大生の就職難」は私にとって遠いものとなった。看護師は多くの地域で求人が求職を上回る、労働力の売り手市場である。資格をもつものだけが対象となる、閉じた就職活動であり、極めて順調に職を得ることができた。

　一方で、私が経験した「女子大生の就職難」は、その後、思わぬ展開をみせた。男女雇用機会均等法の制定と前後して、バブル景気と呼ばれる未曾有の好景気があり、女性の雇用は一時的に改善した。

　法律の効果としては、男女の性別で扱いを変えることが許されなくなった企業は、いわゆる「総合職」「一般職」のコース別人事を採用し、男性と肩を並べて働く総合職の女性が注目されるようになった。しかし、実際には出産、子育ては女性にとって職業継続の壁となる状況は続き、総合職として働き続ける困難を感じる女性は少なくない。現在に至るまで、女性の職業継続は、大きな問題だといえよう。

　イシハラさんとは縁のない地域だが、地方の状況が伝わる記事があった。平成24（2012）年2月6日付け『北陸中日新聞』朝刊（石川版）には、「不況による民間企業などへの就職難を背景に、看護師や准看護師を養成する専門学校への入学希望者が急増している。石川県内8校すべての2010年4月入学者向け入試の受験者の合計は、1394人で前年度比約1・6倍。平均倍率は2005年度以来5年ぶりに2倍を超え、2・71倍だった」[1]との記事がある。看護師は不況に強い職種というイメージが強く、これを動機として看護師を目指す人は常におり、その人にとっては決して特別な選択ではないだろう。

▄▄▄ 2　短期大学で看護を学ぶ

　イシハラさんは1998（平成10）年に医療技術短期大学の看護科に入学した。進学の経過について、イシハラさんは、「あんまりいろいろ進路のこと考えてなかったんです。で、そこの学校が、推薦が遅くまでやってたんです。12月まで」と語るが、逆に言えば、あまり多くの準備をしなくても、進学できる環境にあっ

たと推測できる。これは、マツヤマさんやアイザワさんが経済的な理由から准看護師養成所に進学せざるを得なかったのとは、大きな違いである。個別の家庭環境という要素もあろうが、社会全体の変化も見逃せない。

　大学進学率の変化について、『平成23年版 労働白書』は以下のように述べている。

　「高校卒業者の進路をみると、おおよそ1960年代までは就職が主要な進路であったが、大学進学率が上昇した60年代後半から70年代半ばにかけては、就職者が大きく減少し、大学進学者が増加した。その後、80年代半ばにかけて、大学進学者数も就職者数もほぼ横ばい傾向で推移するなか、専修学校専門課程(いわゆる「専門学校」)への進学者が増加した。1990年代は、1992年をピークに高校卒業者が減少するなかで、就職者数が大きく減少し、大学進学者が増加した時期であり、1992年には就職者が約58.4万人となったのに対し、大学等進学者が約59.2万人とはじめて上回り、増加を続けた。2000年代に入ると就職者の減少テンポは緩やかになり、2010年は約106.9万人の卒業者に対し、就職者が約16.7万人、大学等進学者は約58.1万人となった」[2]。

　つまり、1990年代は高校卒業後就職する人が減少し、進学する人が増加した時代であることがわかる。また、この時期は1992(平成4)年から始まった看護系大学急増のさなかにあり、看護系短期大学の大学移行が進んでいる時期でもあった。2001(平成13)年にイシハラさんが卒業した学校も、今は4年制大学に変わっている。

　日本経済新聞2016年6月26日の朝刊には、以下のような記事がある。

　「文部科学省によると、看護師養成課程がある学部・学科を持つ全国の4年制看護系大学の定員数は、1993年度の1198人(21校)から2019年度には2万4525人(272校)になり、一貫して増加が続く。一方、短期大学は97年度の6040人(80校)をピークに19年度は1480人(16校)に減った。同省医学教育課の担当者は『大卒を求める医療機関もあり、短大が4年制大学に転換する例が多い』と話す」[3]。

　看護系の4年制大学は、社会全体の高学歴志向に合わせて増加してきた面がある。しかし、イシハラさんのように、看護師になることを中心に考え、4年制

大学にこだわらない層も存在したのである。

4 第3の契機：イシハラさんの投企

　まず、イシハラさんが語った臨床での体験の中から、何かを痛感し、情感豊かに語られた場面を抜き出す。この場面を、第1の契機、第2の契機を重ねて深く分析し、そこに現れる投企を明らかにする。なお、ここでいう投企とは、「自分に対してつくられた条件を絶えず乗り越えようとする人間の在り方」とする。

> **投企1：怒られ続けたことは水に流し、未告知のつらさを思いやる**
> 　看護師となったイシハラさんが初めて働いたのは、300床以下の総合病院だった。消化器外科・呼吸器外科の混合病棟に配属され、患者の死を看取る機会も多かった。ある高齢男性とのかかわりについて、イシハラさんは語った。

　イシハラさんは最初に配属された病棟について、「呼吸器外科と消化器外科のミックスでした。「がんの患者さんも多いところで、抗がん剤とかオペで入退院を繰り返す人も多かったんですね。だから、先輩には顔なじみの人も多かったんです」と語った。それだけに、まだ顔なじみになっていない新人には、プレッシャーもあった。「患者さんからも、1年目ってみられている感じはすごいあって、かわいがってくれる人もいたし、逆に『おまえじゃ役に立たないから、あっち行け』って拒否される場合もあったんですね」。

　その新人時代、忘れられない患者は、拒否するタイプの人だった。「むちゃくちゃ気の強い、江戸っ子系のおじいさんで。肺がんだったんですけど。もう全部メタメタで。もう、足とかも動かなくなってて。神経麻痺してて。でも本人は退院するつもりでいて。なのにからだも動かないし、具合も悪いから、イライラもしてて」。

　そして、そのイライラを向けるのは、イシハラさんのような、かかわり始めて間もない看護師だった。「チャキチャキ系なので、顔なじみの人にはいい顔をしたくて。あんまり知らない私とかが検温に行くと、もう当たり散らしてました。ちょっと、検温しに行っても、もう怒っちゃって」。

イシハラさんはこのときの気持ちを、「そのときは自分がきついっていうのも
あったし、いまいち先輩のフォローも、自分の中では、なんか足りないような気も
して。部屋持ちもよくついてたんで、『なんで私に担当をつけるんだろう、この
人に』っていうのもあって。『まあ、これが勉強なのか。でも、あの人にとってもよ
くないんじゃないかな』っていうのがあったりもして」と語り、当時の複雑な気持
ちを吐露していた。

　私も、最初に働いた内科病棟は終末期の患者が多く、中には看護師に当た
り散らす人もいた。先輩と自分への態度の違いも、経験としてわかる。一生懸
命自分の気持ちをなだめても、怒りがわいてしまうこともあった。

　イシハラさんは自分の感情をそれ以上語らず、彼のおかれた特殊な環境に
焦点をあてた。「その怒ってる患者さんっていうのは、病名を知らされてなかっ
たんですよ。だから、具合が悪いっていうのを悟られないために、6床部屋に
おいてたんですよ。先生の方針で」。イシハラさんが就職した2001（平成13）年
頃の話である。当時はもう、思考力のはっきりした人に対して、がんの未告知は、
めずらしくなっていた。

　周囲にいい格好を見せたい患者にとっても、イシハラさん自身にとっても、周
囲に人目のある大部屋での療養はつらかった。「私も6床部屋で怒られるん
ですね。だからほかの患者さんも、見えちゃうんですね。その場面が」。そして、
個室に移動したのは、いよいよ悪くなってからだった。

　「結局いよいよ末期ってなったっていうときになって、個室に移動されたんで
すけども、そのときはもう意識もないくらいになって、移動したかな。で、すぐに
亡くなったんですね。挿管する、しないっていうのもあったけど。先生もね、若
い先生で。いろんなことがね、決まってなかったんです。本人に言ってなかっ
たから。だから家族としても決められなくて。で、結構、す〜っと亡くなったんで
すけど」。

　治療方針をめぐっては、最後まで混乱があったようだが、イシハラさんは、穏
やかな死を迎えたと感じていた。男性が亡くなる際、勤務していたイシハラさ
んは、遺体へのケアや見送りをした。そのときの気持ちを、イシハラさんはこう
語った。

「遺体の処置をして、お見送りに行ったんですけど、やっぱり、泣いちゃったんですね、私が。で、なんなんだろうと思って。亡くなったことがちょっと衝撃だったのと、やっぱり学校では、がんって治るって私は習ってきたつもりだったので。なんて言うんですかね～。今の医療ではよくなるって思ってきてたんですよ。がんっていう病気が」。

ここまでの話を聞いて、私はイシハラさんに、実習でがんの患者さんをもたなかったのか、尋ねてみた。臨地実習は数人のグループで実習場をまわるのが通例である。仮にイシハラさんの受け持ち患者がほかの病気でも、グループの誰かが受け持てば、話に出ると思ったのだ。「はい、実習で、がんの患者さんももったんですけれども。腎臓で、確か摘出して退院、って感じの経過だったので。治るって思ってたんですよね、勝手に。先生がそういうふうに教えたっていうより、私が勝手にそう思ってんだな、って」。

そのような印象をもっていただけに、男性が治らなかったことにショックを受けたという。「もちろん、昔より治ってる人はいっぱいいるんでしょうけど、病院にいると、治らない人が多いじゃないですか。それがなんか、自分の中でわかってなかったんですね。だから、『治んないじゃん』って。それがショックだったんですよ。『なんだ、がんって、治んないじゃん』と思って。しかも呼吸器病棟だったんで、痛いし、呼吸つらいし、っていうのが、見ててつらかったし」。

男性の死は、イシハラさんに初めてがんが死と深く結びつく病気であることを実感させ、イシハラさんはそれに強い衝撃を受けた。それだけに、その治らない可能性がある病気である事実を患者が知らされていなかったことが、イシハラさんにとってひときわ大きく感じられたと思われる。

出棺のとき、イシハラさんはこれまでの男性とのかかわりを振り返り、強い感情がわいたという。「すごい私に対して大きな態度とって、すごく怒られたのに、もう、すっごいちっちゃくなったんですね。やっぱり最後ね。ちっちゃく見えた。出棺で見送られるときとか。それがものすごく悲しくて、なんか『強かったじゃん！』みたいな。『なんでそんなにちっちゃいんだよ！』みたいな」。

そして、未告知だったことに立ち返り、「やっぱり最後まで、この人は本当の病状を教えてもらえなかったんだな、っていうのがすごく悲しかったし。まあ、

気づいてはいたけれども、なんとなくね。だってまあ、『足も動かないし。変だよ』って。麻痺で動きが全部だめだったので。なんとなく感じてはいながら、どうしても、どうしようもなく。まあ、当たられてたんだな、っていうのがわかるんですけど。なんかもっと、方法がなかったんだろうかっていうのは。だから、全体的な対応にも、『あれ?』っていうものがありながら、自分個人としても、やっぱりやれなかったっていうか。それを、すごく目の当たりにした、事例だったので」と語り、感情を収めていた。

　イシハラさんは自分に当たり続けたことは水に流し、男性の死を悼む。「やっぱり最後まで、この人は本当の病状を教えてもらえなかったんだな、っていうのがすごく悲しかった」と語るイシハラさんは、告知によって、患者との関係が変わった可能性を捨てていない。

投企2：理不尽な叱責に負けないよう、仲間とがんばる

　看護師として自分はだめだと思った場面について尋ねると、イシハラさんは迷わず笑いながら即答した。「それはもう、1年目のときですね。人生の中でいちばん戻りたくないときですから。『なんて役に立たないんだ私は』って思ってました」。イシハラさんの新人時代は、こうした思いの連続だったようである。

　イシハラさんが新人時代勤務していた病棟は40床で、呼吸器外科と消化器外科の混合病棟であった。終末期の患者もいれば、急性虫垂炎や自然気胸の患者もいる。覚えるべきことがたくさんある部署だったといえる。

　病院の傾向として、新人指導は非常に厳しく、「みんな、それぞれのところで、すんごい怒られてたんですよ。マジで」と、イシハラさんは笑いながら当時を振り返った。その支えになったのは、同期の仲間の存在であった。「1年目のときは『死ぬほど行きたくない』だったんですけど。でも私、同期がいっぱい寮にいっしょにいたので、それが本当に救いだったんですね」と、明るく語っていた。

　イシハラさんの病棟にはイシハラさんを含め、新人が2人配属された。「もう1人が、社会人経験された方で、40代だったんですね。だから、扱いが私とは違っていました。でも、ほかの病棟にも新人がいっぱいいて、結局20人くらい

かな。あの頃はけっこう豊作だったんですね」。300床以下の病院としては、新人を多く採用し、教育には熱を入れた時期だったと推察できる。

　イシハラさんは、新人は皆仲がよかったと言う。「二十何人いて、まるっきり私みたいな新人と、既卒が混じってて。寮にいるメンバーですごく仲がよかったので。すごく愚痴ったりしながら、『今日も怒られた』って言いながら、みんなで勉強しながらやれて、なんとか乗り越えた、1年だったんですね」。その結果、厳しい環境だったわりに、1年目で退職した人はいなかったそうだ。

　そして、時間とともに気持ちも変化した。「仕事も2年目くらいからは、ちょっとなんか、楽しくはないけど。楽しくなったのは3年目からかな。 2年目のときは、1年目のときよりも、ちょっと気持ちに余裕が出た。『死ぬほど行きたくない』ってほどじゃなかったですね」。新人時代に叱られ続けた体験は、仲間とともに乗り越えた体験として、語られていた。

　だが、過ぎたことは美化される。そう考え、叱られ続けた体験について、さらに聞いてみることにした。「これはないよ、と思った叱られ方は?」と尋ねると、イシハラさんは、上司から特に厳しく怒られた例をあげた。

　「いやいや、そりゃもう、婦長さんには、すごい毎日怒られました。（人差し指でテーブルを叩きながら）『日々成長してもらわなきゃこ・ま・る・の! 昨日とおんなじあなたで来ないで』みたいな。（頭を深々下げながら）『ははは～』みたいな。抽象的なことから、言葉の使い方の具体的なことまで、すごく怒られました」。

　この上司に対し、常にイシハラさんは緊張していたという。「50代くらいでし

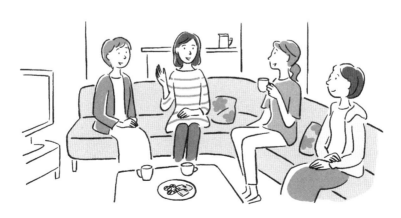

たけど、婦長さん自体が、すごい厳しい人だったんですね。なんで、恐かったし、もうだいぶ萎縮してましたし。なんかそれこそ飲み会とかも、いやいや行ってたかな、あの頃は。『来い』って言うから行ったんですけど。『ここでは無礼講だよ』とか言うけど、まっさかそんなわけにもいかなくて、恐縮してましたね～」。

そして、本来であれば上司との間に立って相談できるはずの主任も、頼りにならなかった。「どっちかっていうと、『女』って感じの。色っぺ～、スナックのママみたいな感じの人。新人とかからかけ離れたようなタイプなので、まっちがいなく私の気持ちは、わからないだろうし」と、イシハラさんから見て相談できる人ではなかった。

それどころか、イシハラさんはこの主任からも理不尽な叱責を受けた。「先生への申し送りの仕方でよく怒られました。私はほかの先輩から『早く言え』って言われて、やってることなんですけど。その主任からしたら、『今忙しい先生を呼びつけるな』っていうような、板挟みなことが多かったです。女の気遣いなんです、彼女は。『先生に対して、失礼だから、話をまとめろ』とか。ほんと、スナックのママみたいな人」。

表現のおもしろさに、話すイシハラさんも、聞く私も、ついつい大笑いした。これらの叱責を、イシハラさんは恨みがましく語らず、笑いに昇華している。そして、このようにまとめた。

「それぞれの個性でいいんですけど、みんなで同じこと言ってくれないから、ちょっとね、混乱はしてました。きっとあのとき『あの人にはああ言われる、この人にはこう言われる。さぁ、どうしよう』っていうのが、整理つかなくて。で、やさしい先輩もいたんで、その先輩に相談すると、また、その先輩が、大変になっちゃう、みたいなことがあったりもして。『どうしようかな』っていうのが、相談できない1年であったかもしれないです」。

仲間と「すごく愚痴ったりしながら、『今日も怒られた』って言いながら」働いていたイシハラさんは、仲間と理不尽な気持ちを吐き出すこともあったと推察される。しかし、イシハラさんはその理不尽さや、強化された無力感を、そのまま語らず、仲間と共に乗り越えた達成体験として自然に語っていた。それは単なる思い出の美化ではなく、イシハラさんが選択した、過去の引き受け方だった

のであろう。

投企3：患者からの好意をそっとしておくため、距離をテーマとする
　イシハラさんは、最初の病棟でがんを患う同い年の男性と出会った。男性は忘れられない患者の1人であり、そのかかわりを機に、イシハラさんは精神科病院に移ることを考えたという。

　イシハラさんが最初に勤務していた病棟は、入退院を繰り返す患者が多かった。ここで語られる患者もその1人で、難関大学の学生だった。「入院して、がんで亡くなったんですね。その子も繰り返し入院してる子だったから、ほかのスタッフにもすごく受け入れられて、仲がよくて。私には、同い年として、親しみをもってくれていたんですね。男の子です。で、こんな話もあれですけど、ちょっと好いてもらっちゃったんです」。

　男性がイシハラさんに寄せる好意は、すぐに先輩看護師の知るところとなった。「ほかの先輩からすると、そういう気持ちをもてたことはよかったっていうことで、みんなでご飯食べに行ったりすることもあったんです。そのくらいの距離だったんです。退院してるときですね。入院は繰り返しだったんで。ほんとに」と、プライベートでも会う機会ができていた。

　男性のがんは遺伝的素因の強い悪性疾患であり、母親も同じ病気で若くして亡くなっていた。そのため、父親は再婚し、継母との間にも子どもを設け、男性には異母妹がいる複雑な家庭環境だったそうだ。

　イシハラさんから見た彼は、好印象だった。「みんなにかわいがられるようなキャラだったっていうか。すごくね、さわやかな好青年だったんですよ、実際。そんな病気を繰り返しているわりには、結構一般的な感じで。同じ年だったし、プライベートの部分も知ってるし。病気なのに、全然、普通なんですよ。それがすごいなあ、って尊敬してたし。大学も行って、おうちのこともいろいろあるけど、あんまりそういうのも出さないし、そういうのは尊敬してた」。

　しかしその気持ちは恋愛感情ではなかったと、イシハラさんは率直に言う。「別に本当に私は、あまり、そういう意味で、好きじゃなかった。好意っていう、

恋愛感情じゃなかったんですよ」。これも確かな事実であった。

　あるとき、別の患者のひと言が、イシハラさんを困惑させる。「入院を繰り返しているほかの患者さんが、その男の子が私のこと好いてるって知ってたからか知らないけど、私に『子ども産んであげなよ』って言ったんですね。女性の患者さん。50歳くらいの。その人も悪気とかもないし。で、軽く言っただろうし。その男の子のこと、すごくかわいがってたから、言った言葉だったと思うんですね」。

　そうは思っても、イシハラさんは複雑な気持ちになったと語る。「それ言われたとき、私の中で『あれ?』って思って。まあ確かにほかの患者さんとよりは、距離が近いかもしれないけど、『子ども産めって言われると、ちょっとな～』とか思ったりもして。なんだか変な距離だな、っていうのもありながら。今思えば、患者との距離感って、よくわかってなかったんですね。周りもそういうふうに、遊びに連れていったり、っていうのがあったので。ちょっと気持ちの整理がつかないまま、っていうのもあったりもして」。釈然としない気持ちを繰り返しつつ、このかかわりの難しさを距離感という言葉に象徴させていた。

　結局イシハラさんは、3年で病院を退職し、今働いている精神科病院に移った。その理由をイシハラさんは、「精神っていうのもちょっと、興味はあったし。やっぱりちょっと、その男の子をずっとみていくっていうのが、私の中ですっきりしなかったんですよね。これからも繰り返し入院してくるだろうし、この微妙な距離感なんだろう、みたいな」と語る。気持ちの整理をつけないままのかかわりは、やはりイシハラさんにとって、厳しいものだったと思われる。

　男性が亡くなったのは、イシハラさんの退職後であった。イシハラさんは亡くなる直前に会い、最後の対面をしたという。「亡くなったんです。それは私があそこを辞めてから。でもね～、結局、もう危ない、ってなったときも、私に先輩が連絡をくれて。『会いに来てくれないか』ってことで、私迷ったんですけど、行って。もう、声も出ないんですけど、私ってわかってくれて。しばらくいて、その後、亡くなったんですけど」。

　イシハラさんはこの男性とのかかわりについて、たびたび「距離」という言葉を出していた。しかし、これが本当に本質的な問題かは、イシハラさん自身に

も確信はない。好意を寄せられながらも、それに応えられない状況そのものが重かっただろうことは容易に想像がつく。「たまにやっぱり思い出すんですけど。あのときどうすればよかったかは、今もわからなくて。患者としてみる。それがいいのか失礼なのかちょっとよくわからなくて。まだ整理ついていないんですね。自分の中で」。

イシハラさんが感じたかかわりの難しさは、「距離」という言葉では到底集約できないと思われる。しかし、それを突き詰めず、「距離」の難しさを象徴する出来事として、結論を出さずにそっとしておく。それがその時点でイシハラさんが選んだ、誠実な態度であるようにみえた。

> **投企4：身体拘束は行わず、その人を理解して守る**
> イシハラさんの印象に残る患者の多くは、閉鎖病棟で長期間拘束されている患者だった。医師の十分な診察によって、拘束が判断されたとはみえず、必要性に疑問をもった。

精神科病院に移ったイシハラさんは、いくつかある閉鎖病棟のうちの1つに配属された。前述のように、この病院は拘束中の患者が死亡する事故を起こし、報道される事態になった。イシハラさんが配属されたのはこの事故が起きた病棟である。精神科病院についての予備知識なく就職したイシハラさんであったが、このように身体拘束について考えるきっかけが、当初から与えられたともいえる。

イシハラさんに印象深い患者について尋ねると、閉鎖病棟の患者ばかりがあがった。まずはじめは、水中毒で長く拘束された男性である。水中毒とは、多飲水症の結果引き起こされる、低ナトリウム血症あるいは低浸透圧血症を指し、精神科領域でしばしばみられる。症状としては意識障害、昏睡、けいれんなどがあり、悪性症候群や横紋筋融解症などに移行すると、生命にかかわる[4]。水中毒の予防は精神科病院では重要な看護の1つであり、ここで語られた患者も、多飲水症の抑えが効かず、隔離拘束に至ったと考えられる。

「ずっと隔離拘束が解けない人とかいうのが、やっぱりちょっと嫌で。水中毒

の患者さんとかって、体重が増えると、保護室に入れるじゃないですか。そういうときに、叫んだりするんですよ。『なんで俺だけ入れるんだ』とかって。そういうのが結構響いたりもして。『そうだよね。なんで入んなきゃいけないんだろうね?』みたいに、いっしょになって思ったりもして。『水飲んだだけじゃんね』みたいな(笑)。私がいた頃は、水中毒の人は大部屋で拘束されてたので。水を飲んだから具合が悪い、って決めるのが、本人たちじゃなくて、やっぱり看護師だったんですね。それがやっぱり、びっくりっていうか」。

　イシハラさんは、水中毒に関する知識がついて以降も、隔離拘束の必要性には疑問を感じていた。「医者が、長く話をしているようなのも、私はあんまり覚えてないんですね。最初の頃は」と話す。イシハラさんの目には、医師が十分患者を診察し、隔離拘束の必要性を判断しているようにみえなかったのである。

　水中毒以外にも身体拘束は行われ、イシハラさんは長期間身体拘束を余儀なくされていた1人の女性に強い関心を引かれたと話す。「ヒステリー起こして倒れちゃうとか、人のものを食っちゃう女性がいて。いろんな病院たらい回しで、全部の病院で、ずっと拘束されてたんですって。ご飯食べるときも、車椅子で拘束で。看護師つきで、ナースステーションで食べてたんですよ。50代くらい。子育てが終わった人です。すごい、しゃべんなくて。ず〜っと保護室で、拘束されてたんですよね」。

　イシハラさんは、その女性が気になって仕方がなかったと話す。「専業主婦だったんですけど、それが終わっての病気だったんで。なんか、『それまでは普通にしてたんでしょ?』みたいな。『暮らして、子ども立派に育てたんでしょ?』って、『その後の何?』って感じで。それを、その人が表現する能力がなくて、なんかわかんないんですけど。なんかの復讐にみえたんですよ。この状態が。なんか、旦那さんのお母さんとか、旦那さんに思うものがあったのかしら、みたいな。そんなふうに思っちゃったし。これ、私の勝手な妄想ですけど(笑)」。

　しかし、発病の経過から、それは当たっているようにも思えた。「溜めて溜めて、結局、娘さんが結婚したとか、なんとかの後に、発症してるんですね。なんかこう、あったんじゃないかって。でもそれってもう、家族の中のことだから、みえないし。もう、家族も気づかなかったんだろうし、本人もやっぱり、いちばん

は本人の問題だよな、とか思いながら、なんか気になってて」。

主治医のかかわりも熱心で、治療効果が上がった。「薬とかがんばってくれる先生だったりしたので、ちょっとずつしゃべり出しちゃったりしちゃって。そうしたらやっぱり、あれなんですね。自分を責める言葉しか言わないんですね。『私が悪いの』とかね」。

イシハラさんは、患者自身に関心を寄せるほどに、拘束に抵抗感を抱いたようにみえる。それは、患者を1人の人間とみる見かたの深化とともに、相手を理解しての支援に手応えを感じたからではないか。イシハラさんにとってその女性は、拘束によってではなく、看護によって安全を守る対象となったのである。

投企5：信念を貫くために、人のためにも力を尽くす

イシハラさんが何より嫌だったのは、身体拘束だった。「それを解くためなら、なんでもするって思ってて。なんでもない仕事も、全部それ」と言いきり、身体拘束を解くことにエネルギーを注いだ。

病院に来た当初、イシハラさんは行われている看護に違和感があった。「管理的なものが多かったりするのが、変だろうって思ってはいました。おやつを配ったり。小遣いでもらえるお金を看護師が決めたり。管理的だな、とは思って」。

しかし、働き続ける間に、その傾向が変わり始めた。「教育的なものをだいぶ入れ始めて。私が来てちょっと後にそれを始めてたのかな。で、その変わる時期にいたので、変わっていくのがすごくわかりました」。こうした変化の時期に、イシハラさんが最も注力したのが、身体拘束を解くことであった。

「それを解くためなら、なんでもするって思ってて。なんでもない仕事も、全部それ。例えば、私が、この人の隔離拘束を取りたい、っていうときに、やっぱり何もしてない私が言っちゃっても、みんな多分乗らないと思ったので。ほかのスタッフがやりたいと思ってることにも協力しようと思いましたし、ほかのつまんない仕事も、隔離拘束を取るって意見を言うためにはやる、って思って。1つね、信念っていったら大げさですけど、が、できたので、ほかのなんの仕事も嫌じゃ

なかったです」。

　精神科病院に限らず、イシハラさんの目指す方向性は、病院の目指す方向とも合致していた。身体拘束中の死亡事故をきっかけに、病院全体で行動制限全体を見直す対応をする環境が整っていて、それがイシハラさんの背中を後押しした。

　身体拘束を解くことに熱心な医師との出会いもきっかけになった。「先生たちもすごい変わってきて。自分の病院を開いたX先生っていう人がいるんですけど。X先生が同じ病棟に来たときには、拘束隔離が長かった人を解くっていうのを、いっしょに取り組んでくれて。行動制限をされてる人を、どうやったら解けるのか、っていうことに、はまっちゃったんです。すごくはまりました。どうやったら解けるのか、っていうのが」。

　この強い決意を実践したのが、［投企4］に登場する女性患者への看護であった。イシハラさんは徹底的に身体拘束を取るために患者とかかわりをもち、病棟全体を巻き込んでいった。「隔離拘束取るっていうのを、病棟で一丸になってやって。1人でマンツーマンでつくっていうのも、あったんですよ。全然私、つくの嫌じゃなかったんですよ」。

　とは言え、すべて順調に進んだわけではない。あるときは、拘束を解いたことで、ほかの患者のものを食べてしまい、トラブルになった。「開放中、ホールにあったほかの人の食べ物を食べたりするんですよ。食べられたボーダーラインの女の子が、『私、食べられた』って怒るんですよ。それでスタッフが女の子から水かけられたりもしたんですけど。『管理の問題だ』って怒られて。確かにそうなんですけどね（笑）」。

　こうしたトラブルがあっても、イシハラさんが積極的に隔離拘束を解こうとする熱意は変わらなかった。「で、結局人のものを食ったからって、隔離されるんですよ。それはきっかけにはなってるかもしれないですよね。その頃はまだ、隔離時間をスタッフが決める時代でした。今は、医師の指示で決まってるんですけど。あのときは閉める、開けるが看護師の判断。これがまた、また人によって違うっていうのが、すごく納得いかなかったですし。『そこで座ってしゃべってる時間があったら、保護室を開けてそばにつけばいいじゃん』って思ってました」。

こうした信念に支えられたイシハラさんの実践は、病棟全体に共有され、確実に効果を上げた。「隔離拘束しないで、その人をみられるようになったんですよ。それはでも、ほんとにみんなでやったってゆうのが、私の中であったので」。さらには退院も可能となった。「開放病棟に行きました。そこに長くいて、そのご主人が、定年延長で働いていたので、それが2、3年で終わったら、引き取る、っていう約束だったんですよ」。

このように効果を上げた看護であったが、一方でイシハラさんはこの隔離拘束へのこだわりについて、「でもその患者がそれを求めてるわけじゃないんですよ。ただ私の中で、嫌だっただけなので。（それ）だけなんですけど」と、冷静に語る。この言葉に、良心に恥じない看護をしようとする、イシハラさんの率直さを感じた。

5　イシハラさんの根源的選択：
自分がつらいときほど人を理解し、思いやる

「第3の契機」で記述された5つの投企に、「第1の契機」「第2の契機」を合わせて分析し、イシハラさんの根源的選択を明らかにする。なお、本研究では根源的選択を、「生い立ちや生きた時代を通じて我がものとした、状況に対する態度」と定義している。

イシハラさんの根源的選択は、「自分がつらいときほど人を理解し、思いやる」態度である。イシハラさんは、たとえ感情をぶつけられ、傷つけられる経験があっても、人を理解し、関係を切らない。以下、イシハラさんの5つの投企[表3]から、この根源的選択がどのように導き出されたかを記述する。

[表3]イシハラさんの投企

投企1	怒られ続けたことは水に流し、未告知のつらさを思いやる
投企2	理不尽な叱責に負けないよう、仲間とがんばる
投企3	患者からの好意をそっとしておくため、距離をテーマとする
投企4	身体拘束は行わず、その人を理解して守る
投企5	信念を貫くために、人のためにも力を尽くす

■■■■「投企1：怒られ続けたことは水に流し、未告知のつらさを思いやる」
　　について

　新人時代のイシハラさんは、未告知のまま亡くなった高齢の男性から当たり散らされ、つらい立場におかれる。「むちゃくちゃ気の強い、江戸っ子系のおじいさんで。肺がんだったんですけど。もう全部メタメタで。もう、足とかも動かなくなってて。神経麻痺してて。でも本人は退院するつもりでいて。なのにからだも動かないし、具合も悪いから、イライラもしてて」。にもかかわらず、その日の担当で受け持つことも多く、釈然としない気持ちもあった。

　当時の気持ちをイシハラさんは、「そのときは自分がきついっていうのもあったし、いまいち先輩のフォローも、自分の中では、なんか足りないような気もして。部屋持ちもよくついてたんで、『なんで私に担当をつけるんだろう、この人に』っていうのもあって」と語っている。

　しかし、イシハラさんはそんな男性に対して悪感情を表出しない。彼が感情を爆発させた事情を、病名の未告知に結びつけていた。「その怒ってる患者さんっていうのは、病名を知らされてなかったんですよ。だから、具合が悪いっていうのを悟られないために、6床部屋においてたんですよ。先生の方針で」。6人部屋では弱みをみせまいと強がり、唯一感情をぶつけられたのが、新人のイシハラさんだった。

　イシハラさんは、このように状況を理解し、受け入れていたと考えられる。

■■■■「投企2：理不尽な叱責に負けないよう、仲間とがんばる」について

　イシハラさんは、新人時代、上司や先輩から厳しく指導を受ける。具体的に状況を聞くと、例えば「（人差し指でテーブルを叩きながら）『日々成長してもらわなきゃこ・ま・る・の！昨日とおんなじあなたで来ないで』みたいな。（頭を深々下げながら）『ははは～』みたいな。抽象的なことから、言葉の使い方の具体的なことまで、すごく怒られました」というような話があった。今ならばパワハラと言われる可能性が高いだろう。そのほかにも、イシハラさんの話を聞き、理不尽な叱責も多いと感じた。

　イシハラさん自身も、受けた叱責については、理不尽な気持ちを隠しては

いない。主任からの叱責については、このように話していた。「先生への申し送りの仕方でよく怒られました。私はほかの先輩から『早く言え』って言われて、やってることなんですけど。その主任からしたら、『今忙しい先生を呼びつけるな』っていうような、板挟みなことが多かったです。女の気遣いなんです、彼女は。『先生に対して、失礼だから、話をまとめろ』とか。ほんと、スナックのママみたいな人」。

　しかし、話はその理不尽さにとどまることはない。こうした日々を、イシハラさんは約20人いた新人の仲間と励まし合い、乗り越えたと話す。「寮にいるメンバーですごく仲がよかったので。すごく愚痴ったりしながら、『今日も怒られた』って言いながら、みんなで勉強しながらやれて、なんとか乗り越えた、1年だったんですね」。

　新人時代のつらさを、イシハラさんは、仲間と語り、互いに理解し合うことで乗り越えていたと考える。

■■■■■■「投企3：患者からの好意をそっとしておくため、距離をテーマとする」について

　最初に働いた病院で、イシハラさんは遺伝性の強いがんを患う男子大学生と知り合った。彼はイシハラさんに好意を寄せ、それは他の職員や患者の知るところとなっていた。イシハラさんも、彼についてはこのように話す。

　「みんなにかわいがられるようなキャラだったっていうか。すごくね、さわやかな好青年だったんですよ、実際。そんな病気を繰り返しているわりには、結構一般的な感じで。同じ年だったし、プライベートの部分も知ってるし。病気なのに、全然、普通なんですよ。それがすごいなあ、って尊敬してたし。大学も行って、お家のこともいろいろあるけど、あんまりそういうのも出さないし、そういうのは尊敬してた」。

　しかし、好印象ではあっても、それは男性の好意とは質の違うものであった。「別に本当に私は、あまり、そういう意味で、好きじゃなかった。好意っていう、恋愛感情じゃなかったんですよ」。イシハラさんの真意は、この言葉に込められていた。

　結局この男性に関連して、イシハラさんは職場を移る。きっかけの1つになっ

たのが、男性をかわいがっていた女性患者がイシハラさんに言った、「子ども産んであげなよ」のひと言だった。

このときの気持ちを、イシハラさんはこのように語る。「まあ確かにほかの患者さんとよりは、距離が近いかもしれないけど、『子ども産めって言われると、ちょっとな〜』とか思ったりもして。なんだか変な距離だな、っていうのもありながら。今思えば、患者との距離感って、よくわかってなかったんですね」。そして、精神科病院に転職を決めた。

イシハラさんは、この男性とのかかわりを、「距離感」の難しさとして語り続けた。それだけでは言い尽くせないものが多くあると感じたが、それはあえて言葉にしないのが、イシハラさんの選択だったのではないか。

これは一見すると、「つらいときほど人を理解し、思いやる」態度とは、相容れないようにみえる。しかし、理解するとは、近づくことだけではない。男性の気持ちを理解し、思いやればこそ、イシハラさんは多くを語らず、突き詰めずにその場を立ち去る選択をしたのではないだろうか。

■■■■「投企4：身体拘束は行わず、その人を理解して守る」について

イシハラさんは、女子の閉鎖病棟に配属されると、1人の長期に身体拘束されている女性に引き寄せられた。「ヒステリー起こして倒れちゃうとか、人のものを食っちゃう女性がいて。いろんな病院たらい回しで、全部の病院で、ずっと拘束されてたんですって。ご飯食べるときも、車椅子で拘束で。看護師つきで、ナースステーションで食べてたんですよ。50代くらい。子育てが終わった人です。すごい、しゃべんなくて。ず〜っと保護室で、拘束されてたんですよね」。

その女性は専業主婦として子どもを育て上げている。「『それまでは普通にしてたんでしょ？』みたいな。『暮らして、子ども立派に育てたんでしょ？』って、『その後の何？』って感じで。それを、その人が表現する能力がなくて、なんかわかんないんですけど。なんかの復讐にみえたんですよ」と、関心をかき立てられた。

この頃、病棟に勤務する医師の中にも、薬剤調整によって身体拘束を解こうとする熱心な医師がいた。それにより病状が改善すると、会話も可能になった

という。「薬とかがんばってくれる先生だったりしたので、ちょっとずつしゃべり出しちゃったりしちゃって。そうしたらやっぱり、あれなんですね。自分を責める言葉しか言わないんですね。『私が悪いの』とかね」。

長期間身体拘束せざるを得ないとされた女性の変化は、イシハラさんが強い関心をもち、かかわった成果と考えられる。身体拘束が嫌でたまらなかったイシハラさんは、女性を理解し、思いやることで、身体拘束を解く可能性を引き寄せた。

■■■■■「投企5：信念を貫くために、人のためにも力を尽くす」について

イシハラさんは、身体拘束が何より嫌だった。それを解くためならなんでもする気持ちだった。そして、マンツーマンで患者に付き添い、盗食などのアクシデントを乗り越え、最終的には身体拘束が解けた。「隔離拘束しないで、その人をみられるようになったんですよ。それはでも、ほんとにみんなでやったってゆうのが、私の中であったので」。この成果は病棟全体で協力し、勝ち取った成果であった。

ほかのスタッフの協力を得るために、イシハラさんはある覚悟を決めていた。自分の信念を通すなら、主張をするだけでなく、ほかの人にも協力しなければならない。

「例えば、私が、この人の隔離拘束を取りたい、っていうときに、やっぱり何もしてない私が言っちゃっても、みんな多分乗らないと思ったので。ほかのスタッフがやりたいと思ってることにも協力しようと思いましたし、ほかのつまんない仕事も、隔離拘束を取るって意見を言うためにはやる、って思って。1つね、信念って言ったら大げさですけど、が、できたので、ほかのなんの仕事も嫌じゃなかったです」。

信念をもって、つらい拘束を解くためには、ほかの人のやりたいことにも協力しなければならない。なぜなら、自分に信念があるように、ほかの人にもそれぞれの信念があるからである。こうした相互主観性に基づくともいえる理解力が、協力体制を可能にしたのである。

〈引用文献〉
1）……斎藤雄介：石川 看護師希望増生かせぬ 県内8専門学校受験者数↑, 北陸中日新聞, 2012年2月6日.
2）……厚生労働省：労働経済の分析, 経済社会の推移と世代ごとにみた働き方, p.116-117, 労働新聞社, 2011.
https://www.mhlw.go.jp/wp/hakusyo/roudou/11/dl/02-2-2.pdf
3）……看護系大学, 増加続ける─短大から切り替えも, 日本経済新聞(朝刊), 2016年6月26日.
https://www.nikkei.com/article/DGKKZO46549690V20C19A6TCN000/
4）……美濃由紀子：これだけは知っておきたい精神科の身体ケア技術, p.226, 医学書院, 2008.

V

3人の
「その人らしい看護」に
共通するもの

マツヤマさん、アイザワさん、イシハラさんそれぞれの臨床における根源的選択を明らかにした。本研究ではSartreの人間探究の根幹をなす概念である根源的選択について、「生い立ちや生きた時代を通じて我がものとした、状況に対する態度」と定義している。「その人らしい看護」は、この臨床における根源的選択に基づいて行われると考え、「その人の根源的選択に基づく看護」と定義した。改めて、3人の「その人らしい看護」を比較検討し、共通するものを記述したい。

1 共通する生い立ちと時代背景

まず、3人の第1の契機（幼少期から看護師として働き出すまでの人生）と、第2の契機（看護師として生きる時代の制約と可能性）について、共通するものを記述する。これによりわかるのは、3人が看護師という仕事を選ぶ動因となった、生い立ちと時代背景である。

■■■■ 1　看護師は、今も女性にとって数少ない経済的自立への道である

3人にとって看護師であることはまず、経済的に自立する手段であったといえる。いずれも、看護師が経済的自立を可能にする仕事であると認識し、この仕事を選んでいた。マツヤマさん、アイザワさんは家庭の経済状態から働きながら学ぶ准看護師養成所のみが、唯一選択可能な高等教育であった。イシハラさんは、こうした制約については語らなかったが、看護師を目指して医療技術短期大学に進学した動機は、経済的な自立であった。

長引く不況と就職難への対策として、看護系以外の大学卒業後に看護専門学校を目指す人が増えているとの話も聞く。『平成23年　看護関係統計資料集』によれば、2011（平成23）年に全国で3年課程看護師学校養成所に入学した25,839人のうち、4年制大学卒業者が2,541人、短期大学卒業者が918人であった[1]。大学・短期大学卒業者が約13％を占める計算になる。また、東京都に限ると、3年課程看護師学校養成所の入学者が2,331人、そのうち4年制大学卒業者が413人、短期大学卒業者が97人で、大学・短期大学卒業者は

約22％である。地域差はあるものの、看護師学校養成所が大学卒業生の就職難の受け皿になっている実態はあるといえるだろう。

　不況下の若者の就労は、困難を極めている。また、報道から、働く女性がおかれる厳しい情報が伝わってくる。2012年には、先進34か国が加盟する経済協力開発機構（OECD）の報告書が話題となった。日経のウェブマガジンは、以下のようにまとめている。「経済協力開発機構（OECD）が世界の男女間格差について調査した結果をまとめた報告書によると、日本における男女間の給与格差はOECD主要加盟国の中で韓国に次いで最も大きい。

　日本女性の高学歴化は進んでいるものの、労働市場での男女平等にはつながっていない。日本では25歳から34歳の女性が大学を卒業している割合は59％で、男性の52％を上回る。45歳から54歳では男性の学士保持者が32％、女性は23％となっていることから、時代を経た変化が窺える。しかし男女間の給与格差は29％とOECD平均の16％より遙かに大きい。40歳以上では40％も開きがあり、若い世代でも約15％の差が見られる」[2]。

　マツヤマさんはシングルの人生、アイザワさんは既婚であったが、共に子育て経験はない。仕事中心の生活を送ってきた印象がある。2人の人生にとって、自分で生活の糧を稼ぎ出すことは、非常に大きな意味をもっていた。また、イシハラさんは既婚で子育て中であるが、常勤で働き、夫と共に家計を支えている。看護師は専門職として、稼ぐ以上のことを常に目標に掲げてきたといえる。しかし、女性がおかれている状況は、まだまだ経済的自立も当たり前ではなく、看護師はそれが可能な数少ない選択肢である。

　こうした時代の流れを概観するとき、「生活の糧を稼ぎ、経済的に自立できること」は、多くの看護師にとって意味を持ち続けると考える。

■■■■ 2　看護基礎教育は、かつて女性に開かれた唯一の高等教育だった

　看護師になるための教育は複数あり、3人それぞれが選んだ看護師になるための基礎教育の位置づけについては、それぞれの第2の契機で詳述した。看護師は、経済的に自立した働く女性の草分け的な存在であったとともに、時代をさかのぼるほどに、親からの支援が望めない女性に開かれた唯一の高等教

育であった点に注目したい。

　特にマツヤマさん、アイザワさんは、その選択には経済的な理由が色濃く、学習を継続するためには、ほとんど唯一の選択肢であった。

　マツヤマさんは、自分の生い立ちを「うち、貧乏でね。昭和20年後半なんていうのは、まだ、貧乏な家庭っていうのは、貧乏な時代でしたからね。まあ、私だけじゃなかったんですけどね。だからなんとなく、貧乏が嫌だっていうのが強かったのは、確かですね」と語る。

　そして、准看護師養成所に入学した動機については、「父が酒乱傾向にある人だったのね。暴力振るう人だったので。私、中学卒業するまで、暴力振るわれてたから。だから、私には早くうちを出たいって意思もあったし。学校も行きたいな、っていう意思もあったんだけども。でも親には、学校に出してもらえないとわかってました。だから、看護婦になる勉強をしながら、資格も取れるなら、って准看学校を受けたんですよ」と語っていた。

　また、アイザワさんは「所得がみんな低いわけですから。年収100万いくかな、って感じ」という離島に生まれ、「自分の中では、とにかく、お金になる、ということだけが、その最初、そのスタートが、そこにあったから」と、看護師になる動機を語った。そして、准看護師養成所に入学したときの気持ちについては、「寮があるから、ご飯は病院で出してくれるご飯があるから。お金かからないじゃないですか。で、『金かからないで住めるわ、給料もらえるわ、学校行けるわ。万々歳！ それで、ああよし！』みたいな感じで入っちゃったんですよね」と笑いながら語っていた。

　看護学者として社会的な発言を続ける川嶋みどりは、戦後間もなく看護師を志した動機について、以下のように語る。

　「考えてみたら、私が看護の道を選んだのは、もっと勉強をしたいという思いだけからでした。現在のソウル（韓国）で生まれたのは満州事変の年で、日中戦争の始まった年に小学校に入り、1945（昭和20）年の敗戦を迎えて引揚船に乗って帰国するまで、銀行員の父の転勤に伴って、小学校を5回転校し、高等女学校を4回も転校しました。女学校時代は、学徒動員のため軍服作業などに明け暮れましたので、ほとんど勉強らしいことをせぬまま卒業しなければならず、ど

うしてももっと学びたい思いが強くありました。でも、6人姉弟妹の長女であった私としては、慣れない農業で苦労している両親からこれ以上の支援を求める訳にはいきませんでした。学費がかからず資格取得ができる道があると聞いたことが、進学への思いに拍車をかけて日赤女専（日本赤十字女子専門学校、現・日本赤十字看護大学）を受験することにしたのでした」[3]。

　今は看護専門学校も学費が上がり、4年制大学並みの授業料のところも少なくない。しかし、私が看護専門学校を卒業した1987（昭和62）年には、国公立の看護専門学校を中心に、学費が無料の学校も多かった。

　私自身も、社会保険庁の外郭団体が運営する、いわば半官半民の看護専門学校で学び、学費は年額24,000円とほとんど無料に近い額であった。大学を中退し、親に学費を頼れない状態での進学において、学費が安いことは、学校を選ぶいちばんのポイントだったといえる。

　平成30年度学校基本調査[4]によれば、大学、大学院、短期大学、高等専門学校、専門学校（専修学校専門課程）などの高等教育機関への進学率は81.5％となっている。大学進学率ですら53.3％と半数を超え、経済的理由から高等教育をあきらめなければならない家庭の割合は減っているといえるだろう。

　一方で、経済的格差が広がる時代の中で、マツヤマさん、アイザワさんのように、働きながら学ぶ道を求める人が皆無になるとは思えない。看護基礎教育の大学化は時代の要請と考える。とは言え、看護基礎教育の変更にあたっては、長らく看護基礎教育が女子教育に果たしてきた役割、そして働きながら学ぶニーズについても、勘案することを求めたい。

---

2 「その人らしい看護」に共通するもの

　マツヤマさん、アイザワさん、イシハラさんの「その人らしい看護」について、共通するものを記述する[表4]。なお、本書では「その人らしい看護」を、「その人の根源的選択に基づく看護」と定義した。

マツヤマさん	保身に走らず、目の前にいる人の困苦に手を差し伸べる看護
アイザワさん	対話しながら妥当性を探り、正しさを争わない看護
イシハラさん	自分がつらいときほど人を理解し、思いやる看護

■■■■■ 1　偶然か必然かは問わず関係を引き受け、責任を果たす

　3人の「その人らしい看護」には、相手を選ばず、誰に対してもきちんとした看護を行う姿勢があった。これは、「偶然か必然かは問わず関係を引き受け、責任を果たす」3人に共通した在り方である。これについて、看護師になるまでのいきさつから読み解いていきたい。

　3人が看護師になるまでのいきさつには、時代や家庭環境などによる、制約と後押しがあった。これらは自ら選んだものではなく、しばしば理不尽に感じられる。理不尽とは、『広辞苑』[5]によれば、「道理に合わないこと。無理無体」であり、状況を受け入れ難い心境の表明として、多く使われる言葉である。

　例えば、マツヤマさんは自分が生まれ育った家庭について、「父が酒乱傾向にある人だったのね。暴力振るう人だったので。私、中学卒業するまで、暴力振るわれてたから。だから、私には早くうちを出たいって意思もあったし。学校も行きたいな、っていう意思もあったんだけども。でも親には、学校に出してもらえないとわかってました。だから、看護婦になる勉強をしながら、資格も取れるなら、って准看学校を受けたんですよ」と語っている。マツヤマさんが、「自ら好んで看護師という仕事を選んだのではない」と明言し、ことさら看護師という仕事に思い入れをもたなかったとしても、それは決して了解不能な発言ではないだろう。

　これはマツヤマさんだけでなく、アイザワさん、イシハラさんについても、同じことがいえる。3人は生い立ちこそ様々であるが、いずれも、看護師という仕事を深く知って看護師になったわけではない。「お金のため」「自立のため」についた仕事だから、との逃げ道を確保することも可能であった。

　しかし、3人のその後の語りからは、そうした逃げ道は感じられない。彼女たちは、悩み、苦しむ場面におかれても、決して看護師になるまでのなりゆきを

言い訳にすることはなかった。それは、私が実存主義の人間観として理解した、「人間はどのように生まれるかは選べない。そのように生まれた自分を引き受けて生きなければならない」在り方とも重なってくる（p.11 I「私自身の人生と看護」参照）。

哲学者の矢内原伊作はSartre哲学について、「この根本思想とは、くだいて言えば、私はだれも恨むことはない、ということだ。私の身に起ることはすべて私によって私の身に起るのであり、それがどんなに厭わしいものであってもすべて私のものなのである。むろん私がこの家庭、この社会、この世界にこのような者として生まれてきたこと、これは私の責任ではない。しかし私が生きている以上、私がこのような者として生まれてきたことをどう考えるか、これは私の責任である」6)と述べている。

自らこの「私はだれも恨むことはない」境地こそ、理不尽な事象を受け入れる根本であり、偶然の事象を必然として引き受けた結果であるといえよう。3人がそもそもの動機やいきさつを問うことなく、看護師である自分を受け入れ、誠実に働く在り方には、この境地がうかがえた。

いくつかの偶然が関与した結果、看護師になった3人は、偶然出会った患者の看護をする。これは3人に限ったことではない。どんな場合でも、患者と看護師の関係は、患者がある医療機関を選択した、そこに看護師が働いていたという、偶然の関係なのである。

しかし、少なくとも3人は、その偶然性をもって、おざなりにかかわる態度は決して選ばない。3人の「その人らしい看護」は、患者を選ばず実践される。

ベナーは『現象学的人間論と看護』において、「看護は〈人を気づかい世話をする実践〉（caring practice）のひとつであり、そこで用いられる科学は、人を気づかい責任を引き受けるという道徳的技能（moral art）とその倫理とによって統制される」7)と述べている。そして、気づかい（caring）とは「人が何らかの出来事や他者、計画、物事を大事に思うということを意味する」8)言葉であり、「様々な意味での『巻き込まれ関与していること』（involvement）を適切に表現できる」としている。Sartre哲学の基本概念である「アンガジュマン（engagement）」は、この「巻き込まれ関与すること」に非常に近い。

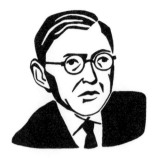

Jean-Paul Charles Aymard Sartre
1905年6月21日～1980年4月15日
フランスの哲学者、小説家、劇作家

　アンガジュマンとは、フランス語で「巻き込む、拘束する」を意味する「engager」から派生した言葉で、「社会参加」「政治参加」などの訳語が知られている。共産主義の同伴者となった後半生のSartreが、この言葉をもって自らの行動を説明したため、政治的な意味合いを帯びているが、必ずしも政治的な言葉ではなく、『存在と無』の訳者である松浪は「自己拘束」と訳している[9]。澤田による「好むと好まざるとに関わらず、我々が状況のなかに捉えられてしまっている（engagé）のが私たち人間の根本的なあり方だ。このような事実と同時に、自分の自由を自覚し、投企によって状況のうちに自らを投げかけること（s'engager）。それがアンガジュマンという思想の骨子」[10]という説明は、非常に端的でわかりやすい説明である。

　看護師は、状況に巻き込まれ、患者と共にある。その出発が偶然の出会いであっても、巻き込まれていくことは避けられない。その意味で、看護とはまさにアンガジュマンである。最終的には、自ら関係を引き受け、責任をもたざるを得ない。

　Sartreの倫理思想に詳しい水野浩二は、Sartreの実存主義における倫理思想の根幹について、「人は状況を自覚し、責任と危険を引き受けるとき、本来性に到達できるのである。そして、こうした本来性に向かって自己を選択することが、自由そのものなのである。自由とは、自分が作ったわけではないもの、望んだわけではないもの（たとえば病気）について、あとで責任をとることである」[11]と述べている。

　私も、臨床では何度となくこうした理不尽な場面に直面してきた。その最初は、胃がんで入院していた高齢の男性とのかかわりだったと記憶している。いく

ら彼が家に帰りたがっても子どもたちは引き取らず、残される財産の相談をしている。最終的に臨終の場面で、子どもたちは財産分与をめぐって衝突し、その場は騒然とした。

　次に思い出すのは、腰痛が強かった高齢の女性のトランスファー介助の場面である。腰痛のある看護師が必死に車椅子とトイレのトランスファーをしているのに気づき、患者が「私の苦しみがわかるでしょ」と、にやりと笑ったのを見てしまった。あのときの「ぞっとする」感じは、今もありありと思い出せる。看護師になったからといって、こんなに人間の醜さを見なければならないのかと、大きなショックを受けた。

　その後もこの問いが深まる体験をした。内科病棟に勤務していた頃、常に下肢マッサージを求める50代男性とかかわった。彼は肺がんで腰椎に転移があり、常に足がしびれていた。そのしびれた足をマッサージしてほしいという彼の希望に応えようと看護師が一丸になるうち、始業の3時間以上も前から出勤する無理を重ねる看護師も出て、業務のすべてが彼の下肢マッサージを中心にまわるようになった。長いときには、協力して合計20時間以上下肢マッサージをした日もあったはずだが、彼に満足はない。そばについている間中、やってもらえなかった時間への苦情を言われ、時にはそれが暴言に至った。

　こうした体験を通じて私は、多くの理不尽を抱えている人に対して、どこまで「人としてこうあってほしい」という期待をもっていいのか、人としての責任を課していいのかが、わからなかった。理不尽な思いをしている患者が、自分に理不尽な振る舞いをしたとして、その責任を患者に返せるものだろうか？ なぜなら病気になったことそのものが、患者の選択ではないからである。看護師は常に病むことをめぐる理不尽に巻き込まれるが、その根本には、常に自らが選んでいない状況における選択と責任の問題が潜んでいた。

　3人は、看護師である自分を引き受け、患者との関係を引き受け、責任を負う。この根本には、ベナーが言うところの「道徳的技能」、水野が言うところの「本来性」があり、3人の看護における高い倫理性を担保している。

■■■■■■ 2　不条理を痛感しながら、負けるが勝ちとがんばる

　3人からは、不条理を痛感した患者とのかかわりが数多く語られたが、いずれもあきらめない実践が読み取れた。これは、「不条理を痛感しながら、負けるが勝ちとがんばる」3人に共通した在り方である。

　『広辞苑』[12]によれば、不条理とは「道理に反すること、不合理なこと、背理」という一般的な意味のほか、「実存主義の用語で、人生に意義を見出すのぞみがないことをいい、絶望的な状況、限界状況を指す。特にフランスの作家カミュの不条理の哲学によって知られる」[7]。Sartre哲学の基本テーゼである「実存は本質に先だつ」という言葉の根底には、常にこの不条理性がある。つまり、人生にあらかじめ備わった意味がないからこそ、人間は意味をつくり出しながら生きていかなければならないのである。

　例えばマツヤマさんの「その人らしい看護」は、〈保身に走らず、目の前にいる人の困苦に手を差し伸べる〉である。強い不条理を感じた場面として、「投企3：自死をする患者の苦しみに近づくために、防げなかった自死を嘆き続ける」における男性患者についての語りを再掲する。

　「私がいた男子の入院病棟の患者でした。外出して、外で灯油を買ってね。病院から近い駅前の広場で、灯油をかぶって、濡れて歩いてたっていう情報が入ってたんですよ。見た人の話では、灯油をかぶって火をつけて。30メーターくらい走ったそうですよ。やっぱり。つらくて。そんなの聞くとね、『あ〜、なんでもう少し、こっちが医者に食い下がってあげなかったんだろう』とかね。簡単に外出許可出しちゃってね。そんな行為になっちゃったわけだから。（略）なぜ先生ともう少し話し合わなかったんだろうとかね。なんだって医者の指示っていうのは、優先しちゃうでしょう。『先生はいいって言ったんだから、まあいいわ』って感じで。それは今も同じですよね」。

　この語りにおいて、マツヤマさんは「なんだって医者の指示っていうのは、優先しちゃうでしょう」と言いながらも、外出させるという判断を、医師の責任に帰さず、「あ〜、なんでもう少し、こっちが医者に食い下がってあげなかったんだろう」と嘆く。こうしてマツヤマさんは、男性の自死を自らの責任として引き受け、決して保身に走らなかった。

さらにマツヤマさんは、救えなかった命に対して、なおもできたことを探し続けている。ここには、男性の命が尽きてなお、差し伸べた手を決して引っ込めないマツヤマさんの実践があった。同様に、アイザワさん、イシハラさんの「その人らしい看護」についても、不条理な場面においても誠意を尽くす姿勢が読み取れる。

　哲学者のワルター・ビーメルは、Sartreの戯曲『墓場なき死者』を解説して、以下のように述べている。「われわれの生は無意味さによって囲まれており、不条理性の中に埋もれている。われわれは、人生にある意味を与えようと試みるが、この試みはきわめて容易に挫折するかも知れない。…(略)…こうした無意味さは自然の暴力が突然発生した結果起こるかも知れない——地震によって人々が犠牲になる場合、このような自然のできごとに意味を持たせることは難しい——けれどもこの無意味さは、隣人の行為によって生ずることもありうる。…(略)…自由は無意味さが突然生ずるかも知れないということに気がつかなければならない。そうなったときにはじめて、すなわち、われわれは弱々しくてもろいのだということを意識するときにはじめて、われわれは忍耐を評価し達成された唯一性というまれな獲得物を本当に評価することができるのである」[13])。

　つまり、病気や災難、様々な不運は、意味なく起こる。その不運に見舞われるのが、なぜその人なのか。この問いを説明できる必然性は、どこにもないのである。病むことは、まさにビーメルのいう「われわれは弱々しくもろいのだということを意識するとき」であり、看護師が患者と出会う臨床は、不条理の地平だといえる。病気は多くの不運を人の人生に引き込む。それは時に家族からの絶縁であり、失職であり、貧困であり、あげ始めればきりがない。たとえそれが病前の生活に起因する部分があるとしても、その多くは病気にならなければ避けられた可能性がある。死が不条理なのと同様に、病むこともまた、不条理なのである。そして看護師は、理不尽に病む患者とかかわり、時に自分も理不尽に傷つき、看護という仕事を引き受けていく。

　不条理を痛切に感じても3人は絶望せず、かかわることを選んでいく。それは目に見えた成果を求めない、白黒を簡単につけない寛容さがあってこそ、可能なのではないか。3人の「その人らしい看護」は、Sartre哲学に照らし、

「不条理を痛感しながら、負けるが勝ちとがんばる」ための方略として読み解けると考えた。

　時に挫折するようにみえるこの実践は、Sartreがしばしば著作の中で用いた、「負けるが勝ち」という在り方に重なってみえる。フランス文学者の小西忠彦は、「この言葉が1つの鍵の言葉として、最も深い意味において用いられているのは、『聖ジュネ』と『家の馬鹿息子』においてである。…(略)…この言葉は『存在と無』本論の結語であるところの『無益な受難』…(略)…という断定に対するサルトル自身の答えではないかと思ったのである。『存在と無』というのは存在論の観点からするところの人間の存在条件についての認識にあてられたものであり、『無益な受難』というのは、理想の観点から──存在の理想であるが、理想一般と考えてよい──理想に到達不可能な人間の最終的な挫折を断定したものである。…(略)…理想の追求は、理想の観点からするなら、それへの到達不可能性によって、挫折に帰着する。しかしながら、理想に向かうという観点からするなら、それは勝利に転換する可能性を秘めている」[14]と述べている。

　看護理論家の看護の定義には、「患者の生命力をできるだけ消耗しないような環境を提供することによって自然の回復過程を促す」(ナイチンゲール)、「統一体としての人間、環境、人間の発達の本質と方向を示したヒューマニスティックアプローチに焦点をおく」(ロジャース)、「病気というストレスを防ぎ、それに対処するために、また人間対人間の関係過程を通じてその体験に意味を見出すことができるように、個人、家族、地域社会を援助する」(トラベルビー)など、いずれも看護を1つのプロセスとし、方向性を示したものが多い[15][表5]。また、医療技術の進歩に伴い、経過が長期間にわたる疾患が増えている。社会学者のコービンとストラウスは、「病みの軌跡（trajectory of illness）」という概念を使って慢性疾患の看護をモデル化し、「『軌跡』(trajectory)とは、病気や慢性状況の行路であり、行路を方向づけるためには、患者・家族・保健医療専門職者が共に努力する必要がある」[16]と述べている。

　長い経過でやがて死に至る場合にも、その時々に尽くせる看護がある。「負けるが勝ち」という言葉は、結果だけでなくプロセスに目を向け、そのときできることに力を尽くしていく、看護の普遍性にも繋がっている。

[表5]主な看護理論家による看護の定義

看護理論家	年代	看護の定義または看護に対する考え方
ナイチンゲール	1860	患者の生命力をできるだけ消耗しないような環境を提供することによって自然の回復過程を促す
ヘンダーソン	1955	14の基本ニードのうち、患者が自分の力で充足できないニードを充足できるように援助する
アブデラ	1960	21の看護問題分類体系に基づいて患者のもつ問題を明確にし、ニードを満たすために包括的ケアを行う
オーランド	1961	患者の行動、看護師の反応、選択すべき看護行為を明確にし、患者との相互作用を通じて援助を必要とする当面のニードを充足する
ウィーデンバック	1964	条件、環境、状況、時間によってもたらされる要求/ニードを満たすための能力を妨げている障害を患者が克服できるように助ける
ロジャース	1970	統一体としての人間、環境、人間の発達の本質と方向を示したヒューマニスティックアプローチに焦点をおく
キング	1971	個人がその役割を果たせるように、看護師-クライアントの知覚に基づく目標を設定し、達成することによって、健康が維持されるように助ける
トラベルビー	1971	病気というストレスを防ぎ、それに対処するために、また人間対人間の関係過程を通じてその体験に意味を見出すことができるように、個人、家族、地域社会を援助する
ロイ	1976	看護過程を用いて刺激を操作し、適応を促進する
ワトソン	1979	看護の科学には対人関係過程が含まれるが、それはヒューマニスティックで利他主義的な価値を指向するアプローチである

（Torres, G.［横尾京子ほか 監訳］：看護理論と看護過程，p.7，医学書院，1992より抜粋，改変）

■■■■ 3 現実をみつめながら、本当にいい人であろうとする

　3人の「その人らしい看護」には、不条理に巻き込まれながらも、自分自身にとって軸になる、己を律するものをみつけていた。それは大きくは2つの要素があり、1つは倫理性、もう1つは寛容さである。これは、「現実をみつめながら、本当にいい人であろうとする」3人に共通した在り方である。

　例えばアイザワさんの「その人らしい看護」は、〈対話しながら妥当性を探り、正しさを争わない〉である。それを導いた投企の1つ「投企5：生きて自分を待ってくれた患者に感謝し、治療の是非を争わない」について、この倫理性と寛容性を明らかにしたい。

　アイザワさんは、がんが進行してすでに終末期にある男性に対し、胸腔穿刺を行おうとする緩和ケア医に異を唱え、対立する。しかし、医師に押しきられ、

アイザワさんは胸腔穿刺の介助に自ら入る選択をした。このときの気持ちをアイザワさんは、「私も納得してない。でも、先生はやるって言っているから、どうしようもないし。それで一応、『じゃあわかった。私が責任とる』っていうことで、私が介助について、結局やったんです」と語っている。

　結果はがんの浸潤による気胸とわかり、医師は納得し、セディエーションを開始する。しかし、患者に苦痛を与えたことに納得がいかないアイザワさんは、「やっぱり『間違ってるんじゃないか』って。介助をしないで、みんなでそっぽ向くべきだったんではないか、っていうような思いとが、ものすごい葛藤になって」しまい、翌朝うつ状態で泣きながら出勤する状態になった。そして、男性はアイザワさんを待つように亡くなった、とアイザワさんは語る。

　「多分、患者さんが待ってなければ、私多分、仕事続けられなかったかもしれない。もちろん、会話はできないですよ。会話ができないけれども、生きててくださってたっていうところが、私の中には、すごくあって。その後に、お昼前に亡くなったんです、その人。これがね、もし、2、3日後に亡くなってれば、私の中で多分、『ああ患者さん、私のために待ってくれてた』っていうふうには、多分思わなかったでしょう。私が行って、夜勤さんからの申し送りを受けて。『とりあえずバイタル、低め安定です』っていうような送りを受けて、10時くらいに『もう脈測れません』っていうような話で。その後、お昼前には死亡確認していたので。自分の中では、私のために待ってくれたっていうのを、すごく感じたんです。それでこう、ある意味辞めそうになった自分を留めてくれたのはやっぱり、患者さんというか。そんな気持ちでした」。

　そして、時間を経て、アイザワさんはこのときのことを、「胸腔ドレナージ自体は、一般病棟だったら、やる処置。緩和ケアでなければ、やる処置。その処置が、正しかったかどうかっていうようなことは、自分の中ではいまだに判断できていない」と振り返る。この一連の語りには、きちんと状況をみつめ、治療の妥当性を問う倫理性と、一方的に医師を責めない寛容性の2つが明確に読み取れる。

　3人が現実を直視し、自らのかかわりを振り返るのは決して楽なことではない。人間は往々にして、不条理のさなかには、そこから目を背けようとす

る。Sartre によれば、自由や選択の責任から逃れるために、人間は「自己欺瞞（mauvaise foi）」と「くそまじめの精神（esprit de sérieux）」という態度をとることがある。

『存在と無』の訳者である松浪信三郎は、用語解説の中で、くそまじめの精神について、「そのつどみずから選ぶ自由な精神とはまったく反対。『立札があるから芝生にはいらない』『命じられたから実行する』という融通のきかない精神」[17]と説明している。

さらにこれは、「私の自由が世界に与えた意味を、世界の方から来たものとして受けとり、それによって私の義務を構成する精神」[18]であり、本当の問題に気づかないことにする自己欺瞞も含み持っている。自己欺瞞とは、「意識がその否定を外に向けるのではなく、自己自身に向けるような一定の態度」と「自己に対する虚偽である」[19]。『存在と無』では女性が男性に手を握られ、さらなる発展に期待しながらも、貞淑さを示すという矛盾した態度をとるため、手を握られている事実をないもののように振る舞う姿が、例として描かれている[20]。ここで女性は、手を握られていることに気づかない振りをするのではなく、それに気づかなかったことにするのである。

看護師が自らに「こうあらねばならない」というこだわりを課し、ハードワークに走るのは、このくそまじめの精神において理解するのが妥当であろう。また、このがんばりをもって不条理に目を背ける自己欺瞞も含まれている。

アメリカの病院で働く看護師のフィールドワークを行った医療社会学者のチャンブリスは、「苦痛や死に自らを適応させることが病院職員の仕事の最も特異な点であり、それが彼らと我々一般人とを分けている最大の理由である」[21]と述べている。ここでは一般社会では目にすることがない苦痛に満ちた状況に慣れていく「不幸のルーチン化」[22]が進行する。これにより、倫理性が損なわれる懸念はあるが、「苦痛を見るのに慣れることの利点は、苦しむ人々と面と向かいながら働けるようになるということである。ロバート・マートンの言う『距離をおいた関係（detached concern）』により、ナースは病人の前でも多くの人のように困惑したりせず、病気の、あるいは死を待つばかりの患者とも話をすることができる」[23]という事実も確かに存在する。

看護師にとって倫理的であることは、常に葛藤を伴うといえる。患者に近づ

きながら、倫理的であろうとする3人の看護は、こうした「不幸のルーチン化」を乗り越えている。

　3人の看護における倫理性を考えるとき、妥当と考えるのがSartreが提示した「ジェネロジテ (générosité)」という概念である。Sartreは『文学とは何か』において、「自由を目的とする感情を高邁と呼ぶ。かくして読書とは、高邁な心の行使である」[24]と述べている。この「高邁な心」がジェネロジテであり、Sartreの倫理を語るうえで鍵となる概念といわれているが、主に『倫理学ノート』と呼ばれる未完の断片集で思索され、Sartre自身によってきちんと定義されていない。特徴としては、倫理性は相互的であり、寛容の問題を含んでいることがあげられる。

　メディア論に詳しい批評家の上野俊哉は、『思想家の自伝を読む』の中でSartreの自伝である『言葉』について解説し、このジェネロジテについて詳しく説明している。上野はこれを、「双方の期待と信頼のやりとりから『高邁な精神』、要するにちまちましたセコい了見ではない仕方で他者と切り結ぼうとする寛容で開かれた精神は育まれる」[25]と、ユーモラスに説明する。「双方の期待と信頼のやりとり」とは、相互的な倫理性を指す。なぜならジェネロジテは、「自分の自由に根ざしていながら、それは他者の自由も志向する。鷹揚にふるまうこと、細かい利害や意志の追求に拘泥しないで大ざっぱな計算と考慮で他者とともに自らの自由の余地を開いておくこと。この二重の自由、自由からやって来て、自由を目指す関係は、意志的な選択であると同時に、否応なく自分が巻きこまれている契約や拘束であるだろう」[26]からだ。

　例えば患者も、ジェネロジテを大いに発揮する場合がある。看護学生の受け持ちを承諾し、患者の気持ちを語ってくれる人は、ジェネロジテに満ちている。ジェネロジテによる行動は、説明が難しい。義務として科されはせず、あくまでも進んで行う。感謝されればうれしいが、感謝されるためにするわけではない。必ずしも理由はなく、見返りも求めない。「なんで私がしなくちゃいけないのですか」と言う人には、それを求めることはできないのである。澤田はジェネロジテを「互酬性とはべつの贈与による対他関係」[27]であるとする。ジェネロジテは相互的であり、アイザワさんが亡くなっていく男性を深く思うと同時に、男性に救われたと感謝しているこの関係の中に、ジェネロジテが存在したと考える。

ジェネロジテは、やさしさに通ずる側面もある。精神科医の中井久夫は、『看護のための精神医学』において、「治療者に求められるものはまず『やさしさ』である、と患者も治療者も考え、攻撃はその不足に対してだ、という考えが通用している。しかし、『やさしさだけでは治療あるいは看護ができない』。『やさしさ』の反対が単純な『きびしさ』で、『やさしさ』が満たされなければ『暴力』、という幼児性の呪縛から私たちも抜け出る必要がある。『やさしさ』は、押しつけがましさなく相手を包むものであり、求め求められる関係を超えたものであって、求めて得られるものではなく、求められてさずけるものではない」[28]と述べている。ここで言われる「やさしさ」は、相互的な関係の中で現れてくる、ジェネロジテに近い。

　研究参加者が「ほんとうにいい人であろう」とするのは、自分自身の価値においてである。ジェネロジテは、総合性、倫理性を前提とし、権利−義務の関係からはみ出す気前よさがある。看護師の心意気を表現するのに、ふさわしい言葉ではないだろうか。

■■■■ 4　臨床で働き続けるために、学ばずにいられない

　3人の「その人らしい看護」の基盤には、それぞれが臨床で問題意識をもって仕事に取り組み、獲得した知がある。これは、「臨床で働き続けるために、学ばずにいられない」3人に共通した在り方と考えた。記述された投企のすべてにその痕跡があるが、以下に一例を記す。

　マツヤマさんは、中学を出て准看護師養成所に入り、看護師になるため進学したいと考えながら、基礎学力への不安から長く受験に踏みきれなかった。しかし、学ぶ意欲は高く、「投企1：患者の側に立つために、学び、自分の経験をありのまま語る」では、人権の見地から抑制の身体的影響について探究している。アイザワさんは、常に働く場で積極的に学ぶ姿勢をもち、「投企2：先を予測しあきらめないために、いちばん元気な姿を忘れない」では、最新のがん治療について学んだ驚きをいきいきと語っていた。そして、イシハラさんは「投企4：身体拘束は行わず、その人を理解して守る」において、身体拘束を解くことに強い意欲をもち、学びを深めていた。

3人は、こうした知を基盤として、問題意識をもって患者とかかわり、人間について深く思索していた。これはまさに実践を通しての知の探求であり、看護師が知を求める動因は、臨床の中にあると考えられる。

　臨床においては、排泄は避けて通れない人間の一部である。Sartreは自身の収容所体験を、「あれは昼も夜もびっしりとした相互交渉の連続だったな。直接的に、対等に、眺め合い、話し合った。便所は共同でね。そうなると、多くの人間と一緒に便所を使っていると、エリートというのは消えるもんだね。あれは観念論が消えてしまう見事な例だ」[29]と記している。病院と収容所はもちろん違う。ただここで語られている、「多くの人間と一緒に便所を使っていると、…（略）…観念論が消えてしまう」という指摘は、非常に興味深い。

　私は排泄介助に直面して混乱し、思索によって感情を収めた体験がある。それは看護師として働き始めて3年ほど経った頃の、高齢男性の保清の場面であった。大量の便失禁をした彼の清拭をする際、病室に付き添っていた大勢の家族が、いかにも臭いという表情をつくって外に出た。小さい子どもは、「臭い、臭い」と鼻をつまんで出ていったが、大人たちは何も言わなかった。病室は個室で、患者の意識はもうろうとしていた。私は大量の便失禁に途方に暮れるとともに、おかれた状況に対して強い怒りを感じていた。何より家族の失礼な態度に対して。そして、当たり前のこととして処置ができなくなっている自分の屈折した気持ちに対しても、怒りを抱いた。それまでの私は、当たり前のこととして排泄介助ができることが、専門性の1つと信じて疑わなかった。ところがこのとき、初めて明らかな屈折が生じたのである。

　最終的には「家族の態度に対して自分は怒っているのであって、排泄介助が嫌で、それに対して怒っているのではない」と考えるに至り、気持ちを収めた。しかし今でも、あのときの怒りはありありと思い出せる。まさに私にとっては痛感した体験であり、排泄にかかわるというのは、実は複雑な問題を潜在させているとわかった。

　看護師の仕事には、常に排泄の問題がついてまわるといってよい。たとえ排泄にかかわらなくとも、人間の生理的な部分とかかわることからは、完全に逃れられない。それはSartreがいう「多くの人間と一緒に便所を使っている」状態

そのものであろう。看護師は選択しようがない状況でも選択しなければならない人間の実存に常に向き合いつつ、人間の生理的現実にも対処しなければならない。いわば二重の限界状態にあるといえる。

　こうした状況にあって、看護師は生きる意味を問い、切実に知を求める。そして、知を求める看護師はそれを表現する言葉自体がないことに気づく。「エリート」も「観念論」も消えた先に、看護師の知はあるからである。看護師が臨床で出会う患者は、極めて生理的に実存する。人格者と慕われた人が、苦痛の中で悪態をつきながら亡くなることもある。便にまみれてしまうこともある。こうした状況をどのように考えるか、看護師は問われる場面がある。看護師は様々なものにまみれるが、その根本には、人間の実存がある。

　3人が臨床を語る言葉には、人間についての知見が豊かに現れ、それはそれぞれが切実に知を求めた結果であった。前述したジェネロジテは、「鷹揚にふるまうこと」を含む。看護は、時に排泄物にまみれながら、鷹揚にふるまう、究極の対義結合ともいえる。

　看護師は知によって実践が変わる。そして自らを未来へ投企し続ける。これは「理解するとは変ることであり、自己の彼方へ行くことである」[30)]というSartreの目指した知そのものであるといえよう。

〈引用文献〉

1)──日本看護協会出版会 編：平成23年 看護関係統計資料集, p.84-85, 日本看護協会出版会, 2012.

2)──鈴木英子：日本は「働く母」に優しくない, OECD 日本の男女の給与格差に見る男女不平等, 日経ウーマンオンライン, 2012.

3)──川嶋みどり：看護の力, p.187, 岩波書店（岩波新書 新赤版）, 2012.

4)──文部科学省：平成30年度学校基本調査（確定値）の公表について, 2018.
http://www.mext.go.jp/component/b_menu/other/__icsFiles/afieldfile/2018/12/25/1407449_1.pdf

5)──新村 出 編：広辞苑 第六版（電子辞書版）, 岩波書店, 2008.

6)──矢内原伊作：サルトル─実存主義の根本思想, p.29-30, 中央公論社（中公新書）, 1967.

7)──Benner, P., Wrubel, J.（難波卓志 訳）：現象学的人間論と看護, p.viii, 医学書院, 1999.

8)──前掲書[7], p.1.

9)──Sartre, J.P.（松浪信三郎 訳）：存在と無─現象学的存在論の試みⅡ, 筑摩書房（ちくま学芸文庫）, 2007.

10)──澤田 直：新・サルトル講義─未完の思想, 実存から倫理へ, p.119, 平凡社（平凡社新書）, 2002.

11)──水野浩二：サルトルの倫理思想─本来的人間から全体的人間へ, p.156, 法政大学出版局, 2004.

12)──前掲書[5].

13)──Biemel, W.（岩波哲男 訳）：サルトル（ロ・ロ・ロ・モノグラフィー叢書）, p.121-122, 理想社, 1967.

14）─ 小西忠彦：私の思想遍歴─サルトルとともに, p.194-195, 人文書院, 2001.

15）─ Torres, G.（横尾京子ほか 監訳）：看護理論と看護過程, p.7, 医学書院, 1992.

16）─ Corbin, J.M., Strauss, A.（黒江ゆり子 訳）：軌跡理論にもとづく慢性疾患管理の看護モ
デル, p.12-13. Woog, P. 編（黒江ゆり子ほか 訳）：慢性疾患の病みの軌跡─コービンとスト
ラウスによる看護モデル, 医学書院, 1995.

17）─ Sartre, J.P.（松浪信三郎 訳）：存在と無─現象学的存在論の試みⅢ, p.532, 筑摩書房
（ちくま学芸文庫）, 2008.

18）─ 前掲書[17）], p.532.

19）─ Sartre, J.P.（松浪信三郎 訳）：存在と無─現象学的存在論の試みⅠ, p.172, 筑摩書房（ち
くま学芸文庫）, 2007.

20）─ 前掲書[19）], p.189.

21）─ Chambliss, D.F.（浅野祐子 訳）：ケアの向こう側─看護職が直面する道徳的・倫理的矛
盾, p.24, 日本看護協会出版会, 2002.

22）─ 前掲書[21）], p.19.

23）─ 前掲書[21）], p.50.

24）─ Sartre, J.P.（加藤周一ほか 訳）：文学とは何か, 改訳新装初版, p.60, 人文書院, 1998.

25）─ 上野俊哉：思想家の自伝を読む, p.143, 平凡社（平凡社新書）, 2010.

26）─ 前掲書[25）], p.143.

27）─ 前掲書[10）], p.113.

28）─ 中井久夫, 山口直彦：看護のための精神医学, 第2版, p.177, 医学書院, 2004.

29）─ Astruc, A., Contat, M.（海老坂 武 訳）：サルトル─自身を語る, p.71, 人文書院, 1977.

30）─ Sartre, J.P.（平井啓之 訳）：方法の問題─『弁証法的理性批判』序説, p.26, 人文書院,
1962.

Appendix［付記］

I … 方法論および解釈における理論的前提

II … 研究の具体的な方法

ここには本書の元となった博士論文の研究方法に関する概略を収載しました。
博士論文全体の閲覧に関してはp.6をご参照ください。

I 方法論および解釈における理論的前提

■■■ 1 「臨床の哲学」としてのSartre哲学

臨床で働く看護師は病む人とかかわる対人援助職であり、患者の様々な意思決定にかかわると同時に、看護師自身も看護実践に関する意思決定を迫られる。

博士論文を書くにあたり、研究者がSartre哲学をよりどころとしたのは、人間の選択に焦点をあてた点に独自性があると感じたからであった。Sartreは「人間は自由の刑に処せられている」[1]と述べ、人間を選択せずに生きられない存在とみなしていた。Sartreの実存主義において、人間はあらかじめ本質を与えられておらず、自らが選び、自己を作り上げていく。つまり、「実存は本質に先立つ」[2]のである。

Sartreは、人間は自らの選ぶ未来（理想）に向かって自らを投げ（投企）、状況に対する態度を選ぶのだと考えた。この投企と根源的選択を軸とした人間理解の方法が後述する「Sartreの方法」である。Sartreいわく、「根源的選択は、世界に面して行われるものであり、世界のなかにおける身構えの選択であるから、コンプレックス同様、全体的である。根源的な選択は、コンプレックスと同様、論理に先行する。論理や諸原理に直面して、人格〔その人自身〕の態度を選ぶのは、この根源的な選択である」[3]。

人間は、世界を思うままにはできないが、その世界をどのようなものと考え、どのような態度をとるかは、選択が可能である。これは、選びようなく過酷な環境におかれた人や、病いに侵された人をみるのに適した人間観と考え、Sartre哲学を援用した研究を行う決断をした。Sartreは研究者から見て、まさに、臨床の哲学といってよい。

■■■ 2 「遡行的−前進的かつ分析的−綜合的方法」

Sartreは、その人間観に沿って人間を理解する方法を模索し、「遡行的−前進的かつ分析的−綜合的方法」を発表した。これは、『存在と無』で「実存的精神分析」として理念が提示され[4]、『方法の問題─「弁証法的理性批判」序説』[5]で具体的な方法論が示された、人間理解の方法である。研究者はこの方法を知り、難解ながら、看護師の人間性と看護の関連を深く探究するために有効と考え、取り組むこととした。

「遡行的−前進的かつ分析的−綜合的方法」（以下、「Sartreの方法」と略す）には、3つの契機がある。すなわち、幼少期（第一の契機）、その時代の「用具」のもつ可能性（第二の契

機）、人間存在が自分に対してつくられた条件を絶えず乗り越える投企という在り方（第三
の契機）である[6]。第一の契機は、フロイトの精神分析学の成果が、第二の契機にはMarx
主義的分析が、第三の契機にはSartre的人間的実存の本来的な在り方が、強く反映して
いる。Sartreはこの3つの契機をとことん記述し、その人の根源的選択を明らかにしよう
とした。

　Sartreは、構造主義の台頭以降、その根源的自由の考え方、主体性を重んじる考え方
が批判され、思想界の第一線からは葬り去られた感がある。しかし、こうした先入観を
抜きに評価するなら、選択し続ける存在としての看護師の在り方を探求するには、Sartre
哲学は非常に適している。この考えは、今も変わりがない。

〈引用文献〉

1）──Sartre, J.P.（伊吹武彦ほか 訳）：実存主義はヒューマニズムである. 実存主義とは何か,
　　増補新装版, p.51, 人文書院, 1996.

2）──前掲書[1], p.39.

3）──Sartre, J.P.（松浪信三郎 訳）：存在と無─現象学的存在論の試みⅢ, p.352, 筑摩書房（ち
　　くま学芸文庫）, 2008.

4）──前掲書[3], p.321-364.

5）──Sartre, J.P.（平井啓之 訳）：方法の問題─『弁証法的理性批判』序説, 人文書院, 1962.

6）──平井啓之：解題. Sartre, J. P.（平井啓之ほか 訳）：家の馬鹿息子 1─ギュスターヴ・フロー
　　ベール論（1821-1857）, p.716, 人文書院, 1982.

II 研究の具体的な方法

■■■■ 1 研究の目的

　本研究は、「Sartreの方法」を用いて看護師自身の根源的選択を明らかにし、「その人らしい看護」を記述することを目指す。

■■■■ 2 研究の意義

　本研究の意義は、「看護師の人間性と看護の関連を知ること」にある。患者に多様性があるように、看護師もまた思考や感情をもった1人の人間として多様である。専門職教育を通じて最低限踏まえるべき知識や倫理観を身につけたとしても、看護師一人ひとりの価値観、信条には、その人ならではの多様性があるはずだ。

　患者に対しては大事にされる「その人らしさ」が、看護師に対しては大事にされていないのではないか。看護師として長く働くほどに、そんな気持ちが強くなった。博士論文のテーマははじめ迷走を極めたのだが、その問題意識は一貫していた。

　看護教育学者であるWiedenbachは、「哲学とは、その人の個人的な信条の集合体」であるとしたうえで、「その人の基本的な信条をはっきり表現しようと努めるのは有益なことである。なぜならば、自分の信条に気づくことによってはじめてそれを自分の毎日の生活の中で効果的に活用できるからである」[1]と述べた。「なぜ、看護師の人間性と看護の関連を知ることが大事なのか」の根拠はまさにこの一文にあり、「看護師の人間性と看護の関連を知ること」は看護の質向上に貢献する。

■■■■ 3 用語の説明

⊙臨床：疾患または障害をもって生活している人にかかわる場

⊙実存：絶えず自らの在り方を選ばなければならない人間の在り方

⊙投企：自分に対してつくられた条件を絶えず乗り越えようとする人間の在り方

⊙根源的選択：生い立ちや生きた時代を通じて我がものとした、状況に対する態度

⊙「その人らしい看護」：その人の根源的選択に基づく看護

▰▰▰ 4　研究デザイン

　本研究は、帰納的アプローチによる質的記述的研究デザインであり、方法論として「Sartreの方法」を用いた。この方法では、幼少期(第一の契機)、その時代の「用具」のもつ可能性(第二の契機)、人間存在が自分に対してつくられた条件を絶えず乗り越える投企という在り方(第三の契機)という、3つの軸から人間を分析する。また、対象となる人間は、Sartre哲学の人間観を基盤とし、「絶えず自らの在り方を選ばなければならない」実存としてとらえた。

▰▰▰ 5　研究参加者

　研究参加者は、研究者と共通する領域の看護経験をもつ女性看護師、マツヤマさん(当時60代)、アイザワさん(当時40代)、イシハラさん(当時30代)の3名である(いずれも仮名)。共感的に話を深く聞き、その信条を明らかにするため選抜した。

▰▰▰ 6　データ収集方法および期間

　2011年4月から6月にかけて、対話を重視した半構造化インタビューを、マツヤマさん、アイザワさんそれぞれの自宅で約3時間、イシハラさんは職場で約1時間半行った。インタビューガイドは、生い立ち、看護師になる動機と、深く感情が揺さぶられる体験を尋ねるものとし、すべてICレコーダに録音した。

▰▰▰ 7　分析方法

1)「Sartreの方法」の「3つの契機」を基に、看護師としての研究参加者を理解する「3つの契機」を作成した。この「3つの契機」を軸にデータを読み込み、研究参加者の人となりが描かれるように記述した。

❶第1の契機:幼少期から看護師として働き出すまでの人生

　研究参加者の生い立ちから幼少期、そして看護師になると決め、看護師になるまでの人生を記述する。看護師になることが研究参加者にとってどのような意味をもつのかに着目してデータを読み込んだ。

❷第2の契機:看護師として生きる時代の制約と可能性

　研究参加者が看護師という仕事を選び、働くうえで大きく影響した、制度や社会情勢を中心に記述する。世代に共通する状況と研究参加者固有の状況を意識しながらデータを読み込んだ。

❸第3の契機：臨床における投企

　研究参加者が何かを痛感したと考えられる語りを深く読み込み、「選んだ未来（理想）に向かって、現状の何を乗り越えたか」を明らかにし、最終的に選んだ態度を記述する。なお、「痛感」を手がかりとしたのは、Sartreが「痛感するとは、すでに客観的変化にむかってのりこえを行うこと」[2]と述べたことによる。

2) 「第1の契機」「第2の契機」「第3の契機」および、それを導き出した逐語録を読み込み、根源的選択を明らかにする。

3) 了解可能性を担保するため、臨床で働く複数の看護師および質的研究者と討議を重ね、データ分析を行った。

4) 書籍化にあたり、読みやすさ、理解しやすさも考え、データの記載に際しては、趣旨を変えない範囲で、省略や言い換えなどを行っている。

■■■■ 8　倫理的配慮

　本研究は、東京女子医科大学倫理委員会の承認を受けて実施した（承認番号1871）。研究参加者には、自由意思による研究参加および撤回の権利、個人情報の保護、インタビューの録音などについて、書面と口頭で説明し、同意書への署名により研究参加の意思を確認した。個人的な関係をたどっての依頼であることに配慮し、諾否の返答は文書で返送する形をとった。

■■■■ 9　本研究の限界

　非常に深いインタビューが必要であるため、研究者と研究参加者共に高い言語化能力が求められる。よって研究方法を標準化することが困難である。

〈引用文献〉

1）⸺Wiedenbach, E.（稲田八重子ほか 訳）：看護における援助技術.「綜合看護」編集部 編：新版・看護の本質, p.84, 現代社, 1996.

2）⸺Sartre, J.P.（平井啓之 訳）：方法の問題—『弁証法的理性批判』序説, p.109, 人文書院, 1962.

⊙ あとがき
「負けるが勝ち」の看護のために

　私が学んだ看護職生涯発達学は、学際的な新しい学問である。看護職生涯発達学では、看護職を「生涯発達する存在」としてみる。看護師を人材としてみる看護管理学、教育される存在としてみる看護教育学と対比すると、看護職生涯発達学の見かたは、看護師を自立的な、生きていく存在とみていると感じる。

　思えば1987（昭和62）年に看護師としてのスタートを切ったとき、私は著述も業としていた。以来、看護師として働きながら、看護をすること、看護師として生きることに強い関心を抱き続けた。エッセイを中心に小説なども書いたが、母親の体調悪化など様々な事情から長く働いた職場を去るに及び、大学院に入学して博士論文に取り組むと決めた。

　テーマは紆余曲折あったが、最終的に本研究に行き当たった。1人の看護師の生きた時代、人生、そして看護との相互作用を探る私の研究は、まさにこの領域だから可能だった研究だと思う。

　20年前に出版した本の中で、私は「看護を語る」ことについて、強い違和感を表明している。もちろん、看護は語られてほしい。問題はその語られ方だった、

　「看護の勝利が自慢話としてわかりやすく語られるのは、とてもこわいことです。なぜならそこでは、結果の出なかった看護は負けた看護として、多くの患者さんと共に切り捨てられるからです」[1]。

　最近この文章を読み直す機会があり、本研究で「負けるが勝ち」という在り方に行き着いたこととの符号を思った。つたない部分が多々あっても、本研究が自分の人生のなりゆきや、そこで生まれた真摯な問いと深く結びついている。これだけは確かだと思う。

　ここからまた、さらに思索を深め、書くことを続けたいと考えている。

　「負けるが勝ち」の看護、そして人生のために。

　出版にあたり、研究参加者の皆さんに心からの謝意を。また、博士論文執筆にあたり4年にわたってご指導いただいた東京慈恵会医科大学看護学科の佐藤紀子教授、日本看護協会出版会の金子あゆみさんに深く感謝いたしております。

宮子あずさ

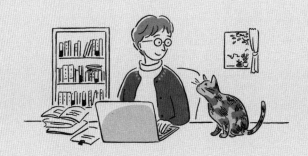

〈引用文献〉
1）——宮子あずさ：気持ちのいい看護, p.26-27, 医学書院, 2000.

シリーズ〔看護の知〕

「負けるが勝ち」の看護と人生

2020年10月1日　第1版第1刷発行　〈検印省略〉

著者—————宮子あずさ

発行—————株式会社 日本看護協会出版会

〒150-0001　東京都渋谷区神宮前5-8-2
日本看護協会ビル4階

〈注文・問合せ/書店窓口〉
[TEL] 0436-23-3271
[FAX] 0436-23-3272

〈編集〉
[TEL] 03-5319-7171
https://www.jnapc.co.jp

ブックデザイン—————鈴木一誌＋吉見友希
イラスト—————田上千晶
印刷—————三報社印刷株式会社